진료실에서 바라본

의사 · 환자 · 심리이야기

저자 최용현

M 명문출판사

이 글을 쓸 수 있는 지혜를 주신

평생을 청렴하셨던 아버지와

정직하게 사신 어머니께

감사드립니다.

글쓴이의 말

치과신문에서 컬럼 제의를 받고 조금은 망설였습니다. 아직도 부족한 내가 과연 많은 선배님들이 계심에도 불구하고 이런 글을 써도 되는지 걱정되었습니다. 하지만 용기를 내어 써보기로 하고 글을 쓴게 벌써 50회이니 어느덧 1년이 다되어 갑니다. 많은 치과 선후배님들의 격려가 있었기에 지금껏 글을 쓸 수 있었다고 생각하며 모든 선후배님들께 감사의 말씀을 전합니다.

사람이 사람을 치료해야 한다는 것에서부터 많은 오류가 있을 수 있음를 내포합니다. 과거에는 신이 치료를 해서 주술사들이 의사를 겸하였었습니다. 어쩌면 그 시절의 환자들이 의사에 대한 믿음이 더욱 강했을 것입니다. 초현대화사회의 의료기술은 눈부시게 발달하여 육체를 치료하는 것은 대단한 성과를 보았으나 반면 마음의 병은 더욱 더 깊어가고 마음의 병을 치료할 수 있는 기술은 상대적으로 발달하지 못한 듯합니다.

이 책은 환자들을 위한 책이 아니고 진료하는분들을 위한 책입니다. 의사도 사람이기에 마음에 상처를 받습니다. 아니 하소연 할 곳이 없어 더 많은 상처를 받을지도 모릅니다. 그런 의사들의 마음을 위로하고 싶었습니다. 더불어 모두에게 혼자만의 일이 아니고 모두가 겪는 아픔이기에 공유하고 싶었습니다. 이 글들이 열심히 자신의 길을 가신 선배님들에게는 위로가 되고, 앞으로 험한 개업의 길을 가야할 후배들에게는 작은 호롱불이라도 되었으면 하는 마음입니다.

심리학 전문가도 아닌 내가 이런 글을 쓴 것도 모순이지만, 진료를 하며 환자로부터 받는 마음의 아픔을 덜고자하여 시작한 심리학공부, 동양철학 공부가 그나마 자기합리화를 하게 한 것이 아닌가하는 생각에 죄송한 마음이 듭니다.

치과신문의 김영희기자님, 최학주 편집장님, 서울시치과의사회 임원여러분과 원고 수정을 도와준 임수경 실장에게 감사드리며 잘못된 부분이 있거나 비약된 부분이 있다면 지도와 충고를 부탁드립니다.

끝으로 의료인의 길을 걸어가신 이 땅의 모든 선배님들께 감사와 존경의 마음을 전합니다.

2011년 초여름 길목에서

최용현 드립니다.

추 천 글

처음 치과신문에 실린 글들을 보며 치과의사가 외래에서 환자를 대하면서 한번 씩은 겪을 수 있는 내용들이 다루어져서 재미있게 보았는데 책으로 엮어져서 반갑게 생각합니다. 사회의 급격한 현대화로 인하여 모든 분야가 눈부신 발전을 한 만큼 반대로 어두운 면도 깊어지는 것도 사실이입니다. 치과계도 과거에 비하여 교정, 임플란트등의 분야에서 수 많은 발전을 해왔지만 반면 불법네트워크의 횡포, 저수가, 치과의사의 과잉배출 등등 수많은 해결해야할 문제점들도 산재해 있는 것도 사실입니다. 더불어 인터넷의 확산으로 부정확한 정보들의 홍수로 인하여 환자들의 성향도 많이 변하였습니다. 따라서 과거에 비하여 지금의 치과의사들이 모든 면에서 더욱더 힘들어지고 정신적인 피로도 상당히 증가되어 있습니다. 이런 시기에 적절하게 치과의사들의 정신 건강에 대하여 염려하고 더불어 환자들을 심리적으로 분석해보려는 시도는 필요하였다고 생각합니다.

이 글들을 계기로 치과의사들도 본인의 정신 건강에 좀 더 유의하고 관리를 할 수 있으면 좋을 것이며 아직 경험이 적은 선생님들께 간접 경험이 되어 진료활동에 도움될 것이라 생각합니다. 감사합니다.

2011. 5

사단법인 대한턱관절협회 명예회장 정 훈

나는 지난 7년간 약 600회 정도의 병원친절교육을 병원현장에서 강의를 해왔다. 그리고 이 책의 저자인 최용현 원장님을 3년 전 STM치과에서 병원친절교육을 통해 알게 되었다. 칭찬 커뮤니케이션 훈련 시간에는 직원들과 함께 눈물바다가 되었던 기억이 생생하다. 기쁨의 눈물, 직원들에 대한 감사의 눈물, 그동안의 많은 사연들이 담겨진 세월의 눈물이었을 것이다. 저자는 구강외과 전문의에 만족하지 않고 일본국립동북대학교 치과대학 치의학박사 및 교정전문의 과정을 공부하면서 입에 단내가 나도록 수련했다. 일본 땅에서 한국인 이라는 자존심을 세우기 위해 별 다섯 개 붙은 호텔에서 스테이크도 일부러 먹었고, 한 가지라도 더 배울 수 있다면 의사라는 신분이지만 병원청소도 마다하지 않았다.

저자는 2008년에는 SAS에 연결하는 Choi's Hook를 개발해 한국 및 세계특허를 취득, 휴비트사에서 생산되어 세계 각국에 판매되고 있고, 세계 3대 인명사전인 마르퀴스 후즈후 월드판 2011년 28호에 등재, 세계 3대 인명 사전인 IBC에서 선정한 2010년 세계 최고의 100명의 전문의에 선정되었다. 저자가 경영하는 병원을 자주 방문하면서 많은 것을 느끼고 배울 수 있었다. 먼저, 장기 근속하는 직원들이 대부분을 차지한다. 직원들 중 막내 직원이 5년차이고 "초기에 3개월 이상 버티면 병원에 뼈를 묻는다."고 말할 정도로 한번 인연이 맺여지면 삼고초려(三顧草廬)를 해서라도 함께 비전을 나눈다. 그러다보니 환자분들이 방문했을 때 단 한번도 "성함이 어떻게 되세요?"라는 말을 들어본 기억이 없을 정도로 환자중심의 진료시스템이 잘 갖추어진 병원이었다.

저자는 20년이 넘는 진료경험을 토대로 환자를 진료하는 의료인의 입장과 환자의 입장에서 다양하게 표출했던 내용들을 사례위주로 독자에게 다가간다. 이해하기 쉬우면서도 의료인뿐만 아니라 환자 보호자 모두가 공감할 수 있었다. 그리고 저자는 이러한 주제에 대해 이야기할 수 있는 충분한 경험이 있다. 많은 해외/국내 세미나 강연과 많은 환자를 진료했기 때문이다. 일본에서도 STM치과를 방문해서 진료시스템을 배우고 가기 때문이다. 그래서 저자와 힘든 병원 환자들과의 일들을 한잔에 이야기를 나눌 때면 가슴이 아파지는 것을 느낄 수 있었다.

나는 병원을 방문할 때 마다 그동안 저자가 쓰셨던 원고를 요청해서 보고, 내가 방문하지 못할 때에는 인편을 통해서라도 원고를 받아서 빠짐없이 읽었다. 담배를 피워보신 분들은 공감할 수 있다. 한 개 피를 얻기 위해 1Km 이상이라도 걸어가는 것을 마다하지 않는다. 내가 병원친절교육을 처음 시작했을 때 이 책이 있었더라면, 서울에서 부산까지 기꺼이 걸어갔을 것이다. 이 책은 의료인이라면 반드시 필독해야할 도서이고, 일반인들이 읽어도 의료인을 이해하고 대접받는 환자가 될 것이다.

행복한병원 행복한환자 저자 최 선

Contents

2. 현실 속 이야기

1. 마음 속 이야기

1 치경에 비친 세상(Intro)

어느 날인가 환자로 부터 "당신이 쓴 챠트 잖아"란 말을 들어 본 적이 있는 의사라면 흔한 시세말로 환자를 볼만큼 봤다고 해도 좋을 것 같다.

환자와 트라블이 생기면 환자는 처음에 "전혀 들은 바 없다"로 일관하고 결국 의사는 차트의 기록을 보여주게 되고, 챠트를 보여주면 그 다음에 공식처럼 환자의 입에서 따라 나오는 말이다.

환자 보는 수와 진료는 별로 변한 것이 없는데 수익은 갈수록 눈에 띄게 감소한다.

어쩌다 창밖으로 파란 하늘이 보이면 이상하게까지 느껴진다.

잠시 치과라는 작은 공간에서 느끼는 요즘의 애환을 적다보니 끝없이 적어내려가는 내 모습에 적이 놀란다.

또한 치과의사란 틀 속에서 살고 있으니, 이 같은 일로 부터 얼마만큼이나 자유로울 수 있을까?

과연 누구를 위한 진료를 행하고 있는가?

전에는 존경 받는 직업에 속했고 그래도 남들의 부러움을 사고 우리 자신들도 직업에 만족하고 자식도 같은 의사를 시키던 시절이 있었지만 지금 자기의 자식을 같은 의사를 시킬거냐는 질문에 시원하게 긍정할 선생님이 몇이나 될까?

과연 이렇게 까지 의사의 권위와 신분이 추락한 것을 누구의 탓을 할 것인가?

탓하기엔 너무 늦었고 쫌 속된 말로 얼마나 오랫동안 참고 견딜 수 있는 맷집을 지녔을까?

신의 加護라도 있어야 하지 않을까?

절이나 교회, 성당에 가서 열심히 기도해야 하고 심지어 부적에 굿을 해도 부족하지 않을까? 부인이나 자식, 부모, 형제, 친구에게 자신의 심정을 풀어 놓을 수 있는 사람이라면 그는 참으로 행복한 사람이다. 그러나 이미 풀어 놓고 이해받기에는 사회적으로나 가족 내에서도 너무 많이 와버렸다고 생각 든다.

사회에서는 언제나 탈세하는 감독과 감시가 절실히 필요한 고소득층이고 부모, 형제, 친구들은 돈 잘 번다고 생각해서 내가 쓰는 돈은 당연한 것이고 적게 쓰면 쪼잔하게 생각하는 그런 위치이다. 그런데 어쩌다 풀어 놓으면 복에 겨워서 오바한다고 생각한다.

결국 시원하게 풀어 놓을 곳이 별로 없다. 따라서 스스로 위로하고 자신과 놀아주어야 할 것이다. 자신과의 시간이 많이 필요하게 되었다. 또한 신의 가호도 필요하리라.

그런데 신의 가호도 간단한 것만은 아니다.

신의 가호에는 시간이 필요한 경우가 많다. 加護란 신의 도움을 말한다.

加는 力과 口가 합쳐져 만들어진 글자이다. 즉 신이 힘과 말로써 도와준다는 말이다. 그런데 문제는 힘만 올 때도 있고 말만 올 때도 있다. 아니 말이 먼저 오고 도움이 나중에 오고 할 때도 있다. 따라서 모자라는 반은 스스로 견디어 내야 하고 또 다음 것이 올 때까지 기다릴 줄도 알아야 한다. 결국 신의 가호도 스스로 견디는 노력이 필요한 것이다.

그리고 가호의 진짜 의미는 본인이 먼저 그 일을 하여야만 받을 수 있다는 것이다. 누군가를 말과 힘으로 도와주어야 한다는 것을 전제한 것이다.

얼마 전 치과의사 한 분이 스스로 목숨을 거두는 안타까운 일이 발생 했다. 같은 직업을 지닌 이로써 참으로 안타까운 일이 아닐 수 없다.

하루가 다르게 너무도 빠르게 변해가는 사회와 치과계를 보면 이해되지 못하고 이해하기도 어려운 것이 본과 시절에 약리학, 병리학, 미생물학을 배우며 이해되지 않아서 무슨 의미인지도 모르고 무조건 외우던 그런 유사한 답답함을 느낀다.

이에 25년간의 치과의사 생활에서 얻은 작은 깨달음이나마 누군가에게 작은 도움이라도 될 수 있었으면 하는 마음에 몇자 적어 본다.

구강외과 시절, 교정과 유학시절, 공직시절, 그리고 개원시절을 거치며 나름대로 힘든 것을 해결하려고 심리학도 공부하고 동양철학에 사주명리학까지 공부하였다. 많은 선배님들께는 우스운 어린아이 같은 말일 것이나 후배님들을 위하여 부족하더라도 너그러이 용서해 주시길 바랍니다.

2 "사랑해" 보다 "많이 힘들지" 라고 물어 주세요....

모두가 참 많이 힘든 때입니다.

얼마 전 20대 초반의 젊은 여성 환자분이 3달 전부터 턱이 아프기 시작했다는 주소로 내원하였습니다. 환자의 이야기를 모두 듣고 검진하여 보았습니다. 여러 가지를 검토하여 보니 과도한 스트레스에 의한 자기 방어기능(host defence mechanism)의 저하로 생긴 증상으로 조금 쉬고 마음 편해지면 점차로 회복될 것이란 판단을 하였습니다.

그래서 환자분에게 "마음이 너무 힘들어서 몸과 마음이 모두 아픈 겁니다. 무엇인지는 저는 모르지만 마음에 힘든 것을 내려 놓으세요. 그러면 점차 좋아 질 것입니다."라고 말하자 그 분의 눈에 눈물이 글썽거리더니 급기야는 하염없는 눈물을 흘렸습니다.

저 또한 참으로 마음이 많이 아픈 순간이었습니다.

요즘 이 시대를 사는 모두가 누구나 할 것 없이 힘들게 서로들 부데끼며 살고 있습니다.

말을 배우기 시작한 아이는 영어 배우랴, 학생들은 선학하느라, 등등 4세 어린아이부터 90세 어르신까지 모두가 힘들고 지치고 외롭고 아픈 때입니다.

저 자신을 봐도 누군가가 저의 손을 잡고 "힘들지"하고 물으면 눈물이 나는 것을 참을 수 있을지 모르겠습니다.

아마도 그 환자 뿐 아니라 나를 포함한 모두가 그렇지 않은가 생각해 보았습니다.

그리고 가까운 부모님, 아이들, 아내, 형제들, 병원 직원들, 친구들 순으로 머리에 떠 올려 보니 누구하나 나름대로 힘들지 않은 사람들이 없었습니다. 이 시대를 사는 모두가 아픔이란 단어를 품고 사는 듯합니다.

그러니 모두다 본인들이 너무나 아프고 힘들어서 위안 받고 위로 받아도 모자를 상황입니다. 하물며 남을 위로하고 이해해 주기는 너무나 어려운 상황입니다. 나는 너무 힘든데 너는 안 힘들어 보여라고 말들 합니다. 그래서 더욱더 상처 받게 됩니다.

그러기에 가까운 이들이 용기를 내어 힘내어 그 들을 위로해 주어야 한다고 생각했습니다.

하루에 최소한 한 두명이라도 가까운 이에게 "요즘 많이 힘들지"? "많이 아프지" 하고 말해 주었으면 합니다..... 아니면 문자라도 주면 좋겠습니다.

굳이 내용을 몰라도 좋을 것 갔습니다. 내가 어찌 아이들, 아내, 부모, 형제들의 아픔을 다 이해하고 그 아픔을 다 알수있겠습니까? 아마도 안다고 나름대로 생각하지만 아는 것보다 모르는 것이 더 많을지도 모릅니다.

그래서 손을 잡아도 좋고 그냥 물어도 좋을 것 갔습니다. 부모님도 좋고 아내도 좋고 친구도 좋고 누구라도 좋습니다. 가까운이 일수록 좋습니다. 그냥 물어봐 주십시요...." 힘들지", "아프지"하고...

대부분의 모두가 위로받고 싶고 위안 받고 싶을 만큼 상처받고 힘들고 지쳐 있습니다.

돈이 많고 적고, 잘나고 못나고 유명하고 유명하지 않고는 상관없이 모두가 힘들고 지쳐있습니다. 또 사회에서는 한 명의 연애인이 목숨을 스스로 거두는 안타까운 일이 생겼습니다.

하루에 꼭 한 두명에게 라도 "요즘 힘들지"라고 말을 건네주었으면 합니다.

그 말 한마디에 위로 받고 위안 받고 상처를 스스로 치료할 수 있는 힘이 생길 수도 있습니다.

꼭 가까운이에게 말이나 문자라도 해 주시길바랍니다.

"요즘 많이 힘들지"라고....... 그것이 "사랑해"보다 더 간절한 때입니다.

- 2009. 치과신문 칼럼 -

3 "내 탓 네 덕"

목요일 저녁에 명리학 공부하며 붓글씨를 쓰기 시작한지 몇 달 되었다. 며칠 전 선생님께서 처음으로 내준 글씨가 "내 탓 네 덕"이었다. 그런데 아무리 써도 가슴에 깔린 그 무엇이 사그러들지 않아 선생님께 여쭈어 보았다. "선생님! '내 탓 네 덕' 이라 쓰려니 글이 잘 안되는데 혹시 '네 탓 내 덕' 아닙니까? 속이 확 후련해지고 감이 팍팍 오는데요!" 라고 하자 선생님께서 그냥 웃으시며 "골프 칠 때 그립을 편하게 잡으면 반듯하게 안가고 불편하게 잡아야 반듯하게 가는 것 아시죠?" 하고 답하셨다. 물론 잘 알고 있는 내용이지만 어디 사람 마음이 그리 간단한가. 팔이 안으로 굽고 사촌이 땅을 사면 배 아프고 얼마 전 인터넷에 화제가 된 '내가 배고픈 건 참아도 네가 배부른 것 못 본다' 는 글귀도 있지 않은가. 결국 서로 다른 목적을 지닌 다양한 사람과 사람이 만나서 부대끼며 살아야 하는 세상이 같은 목적으로 모인 홍대 앞 부비부비 클럽에서 부대끼는 것과는 다를 것이다. '내가 하면 로맨스이고 남이하면 불륜' 이란 말에서도 알 수 있듯이 역시 사람은 이기적이다. 아마도 상대에 대한 배려 없는 이기심으로 인해 악인이 되는 것이 아닐까 생각해 본다.

한식 때 아버지 산소를 다녀오는 길에 차안에서 대화 도중 대학생 조카가 "성선설이 맞죠?"하고 물어오길래 "아니"라고 답했다. "그럼 성악설인가요?"하고 재차 묻는 질문에 또 "아니"라고 답했다. 의아해하던 조카는 "그럼 뭐예요?"라고 질문하여 "고등학교에서 통계학을 배웠니?"하고 물어보고는 잠시 필자의 생각을 정리해 보았다. 통계학에는 표준정규분표가 있다. 양끝 부분에 악인과 선인이 분포한다고 가정할 때 대다수는 중앙 근처에 분포한다. 통상적으로 유의성을 평가하는데 $P<0.05$를 사용하거나 $P<0.01$을 사용하는데 사람인 경우엔 $P<0.01$을 사용해 보았다. 이 경우, 백 명 중에 악인이 1%, 선인이 1%이고 중앙에 98%의 대다수 사람이 분포하며 중앙에서 왼쪽으로 치우쳐질수록 조금 덜 착해지고 우측으로 치우칠수록 좀 더 착한 성향을

띄는 것은 아닐까 라는게 필자의 견해이다. 사회에 발을 들여놓으면서 또 외래에서 환자를 접하면서 느껴왔던 경험들이 사람도 정규분표곡선을 따르지 않나 하는 생각에 이르게 하였다. 얼마 전 잘 아는 선배님이 이야기 끝에 “진짜로 정말 나쁜악마(devil) 같은 사람들이 있어”라고 하는 말을 들을 때 정말 가슴에 와 닿게 공감하였다. 필자 또한 언제라도 생각나는 몇 명은 있다. 어쩌면 배려가 부족하다기보다는 자신외의 다른 사람의 가치를 인정하지 않는 탓일 것이다. 일본 지진과 쓰나미에서 보여주는 일본인들의 배려하는 모습은 모든 이에게 감동을 주었다. 그들에게 그것은 그냥 몸에 배인 행동이지만 이기심 많은 우리들에게는 특별한 모습으로 비쳐졌다고 생각된다. 특히 센다이가 필자에게는 3년간 유학하며 울고 웃던 지역이기에 더욱 안타까움이 크다. 아직도 연락이 되는 않는 지인이 있어서 마음 졸이며 부디 무사하기를 기도 하여 본다. 악인은 TV 드라마나 소설 속에서는 필수 불가결한 존재이다. 물론 삶의 현장 속에서도 없으면 좋겠으나 우리를 시험하는 것인지, 삶이 지겨워지는 것을 막으려는 것인지, 항상 적당한 시기에 등장을 하여 긴장을 늦출 수 없게 한다. ‘백 명의 착한 환자보다 한명의 안티 환자를 조심하라’ 는 선배님들의 금언이 떠오른다. 예수님은 원수를 사랑하라고 하셨는데 필자는 미운 짓하는 사람을 미워하지 않기에도 너무 힘들다. 그래서인가, 가톨릭 성당에 가면 아주 흔하게 “내 탓이요. 내 탓이요”를 반복하여 말하고 들을 수 있는 이유가. 얼마나 더 많은 시간이 지나야 “네 탓 내 덕”이 “내 탓 네 덕”으로 바뀔까. 얼마나 더 많은 환자를 보아야 미운 환자가 없어 질 수 있을까. 얼마나 더 마음고생을 해야 미워하지 않고 용서할 수 있을까.

4 '오늘도 무사히'

아침에 눈을 뜬다. 몇 시인지 먼저 확인부터 한다. 일요일이다. 안심하고 다시 눈을 붙인다. 눈뜨자마자 정신없이 살다가보니 생긴 버릇이다. 일요일 오전엔 마음 편하게 내내 빈둥거린다. 그러나 오후가 되면 상황이 달라진다. 내일 출근할 걱정 때문에 소일을 해도 마음이 편치 않다. 한 주가 시작될 내일에 대한 월요병이 생긴 지 벌써 몇 해가 지났다. 개원 초에는 가슴 벅차게 출근했는데 어느 순간부터 불안감이 대신 자리를 잡았다.

출근길 운전하며 불현듯 떠오르는 까칠했던 환자가 그날따라 예약없이 찾아오는 날도 있다. 아침에 까칠한 환자가 온 날은 하루 종일 까칠하다. 어느 날부터인지 출근길에 택시 운전석 빽밀러에 흔히 붙어 있는 "오늘도 무사히" 라는 글귀를 마음 속으로 반복해서 주문 외우듯 되새기는 것이 생활화 되었다. 하루하루 발생하는 내외적인 사건들에 시달리다보니 심리학적인 학습이 되어서 이젠 병원하면 떠오르는 막연한 불안감이 그렇게 만들었다고 생각된다. 일년에 한 번은 병원에 물이 새고, 전기가 나가 유니트가 멈추고, 문단속이 부실하고, 직원 변동이 오는 등 벌어질 일들은 벌어진다. 거기에 환자들의 불만도 한두번은 발생한다. 환자들의 마음에 의사에 대한 신뢰가 무너진 뒤로 불신이 그 자리에 자리를 잡아버려 의사를 불신하는 내원 환자가 늘었다. 또 의사는 환자를 불신하고 치료 전에 방어 진료를 먼저 생각해야 한다.

병원뿐 아니라 시대 상황 또한 마음 둘 곳 없이 불안을 부추긴다. 불법 인터넷 마케팅이라는 방법도 동원되어 의사가 의사를 불신한다. 어려운 경영과 치열한 경쟁이 의사를 장사꾼으로 만들어 간다. 정부는 의사를 불신하고 의사는 정부를 불신 한다. 정부는 불신의 차원을 넘어서 의사를 잠재적 범죄자 취급을 하여 세파라치 제도마저 만들었다. 직원들 또한 오랫동안 같이 있기 어려워 졌다. 자주 이직하는 직원과 구하기 어려운 직원으로 인해 불안정한 진료실 상황에 심지어 익숙해져 간다. 은행의 의사에 대한 신뢰도 무너져서 개업 대출금도 확연히 줄었다. 기존 원장님들은 점점 늘어나는 신규 개원치과를 보며 답답해하고 신규 개원의는 경험과 노하우, 인프라가 있는 기존 치과를 부러워한다. 치전원의 탄생으로 졸업생들의 평균연령이 높아져 고용하고자 하는 원장님도, 취직하려는 의사도 모두 부담스럽다. 비보험 수가는 의무적으로 음식점처럼 메뉴판을 만들게 되어서 내가 의사인지 장사꾼인지 구분이 안 된다. 의료보험조합은 부당청구를 막겠다고 온갖 수단과 방법을 가리지 않고 달려든다. 대학병원은 자신들의 입장만을 생각하며 마구 진출하여 개원가를 위협한다. 일부 네트워크의 병원들과 순수성을 지닌 분들간의 의견과 철학 차이로 소송도 불사하겠다고 하고 있다. 덤핑이라는 주장과 합리적 가격이라는 주장 속에서 임프란트 가격은 100타의 초보시절을 넘어 이제 환상의 싱글을 향해서 가고 있다. 임프란트의 호황으로 인하여 그간 잊고 살았던 교정치료가 버리지 못할 미련으로 다시 다가온다. 인터넷을 통하여 습득한 황당한 지식으로 무장한 환자들이 마구 들이댄다. 알지도 못하는 수많은 고지서 속에서 하루를 헤매는 날이 많아졌다. 직원 한 명 들고 나갈 때 작성하는 서류만으로도 하루를 소비하기에 전혀 지루하지 않다. 거기에 전에 없던 전문의가 생기고 AGD라는 제도까지 생겨서 모처럼 놀러가던 학술대회에서 조차 싫든 좋든 시간을 채워야 한다.

프로이드 심리학에서는 이런 마음 상태를 불안이라 하고, 위험하거나 위협이 되는 고통스러운 정서적 경험이라 정의 하였다. 개인의 마음은 불안을 느낄 때 방어 기전 중에 하나인 동조가 생길 수있다. 거기에 융은 동양인의 샤머니즘적 집단 무의식을 말했고 그것이 우리에겐 신앙이고 조상이고 부적일 것이다. 아마도 '오늘도 무사히' 는 심리학적으로는 집단 무의식에의 동조일 것이다. 내일 아침 출근길엔 '모든 치과가 오늘도 무사히' 로 기원해 볼까 한다.

5 깨진 유리창 효과와 송충이 습성

서애 류성용선생은 돌아가셨을 때 장사지낼 비용이 없어서 이웃이 도와줄 정도로 청렴하기로 유명한 학자이셨다. 또한 이순신을 천거하는 등 역사 속에서 많은 일을 하신 위대한 선조이시다. 요즘 치과계의 신문에서 서애선생의 유사 호칭이 좋지 않은 의미로 자주 등장할 때 마다 필자는 마음이 편하지 않다. 부디 신문과 관련 있는 분들이나 치과선생님들은 순서를 바꾸어 호칭에 변화를 주면 좋겠다.

심리학책에 의하면 미국 스탠퍼드 대학의 심리학자 필립 짐바르도 교수는 1969년에 동일한 기종의 A자동차를 중산층이 사는 동네에 한 대를 세워놓고 B 자동차는 번호판 없이 뉴욕에 세워놓는 실험을 하였다. A 자동차는 1주일 동안 무사하였지만 B 자동차는 하루만에 도난당하였다. 그 후 A 자동차의 뒤쪽 유리를 조금 부수어 놓았더니 불과 몇 시간 만에 차량을 도난당하였다. 이 실험을 토대로 미국의 정치학자 윌슨과 범죄학자 켈링이 "깨진 유리창 효과"를 발표했다. 이는 누군가가 건물의 유리창을 깨뜨렸을 때, 이를 즉시 수리하지 않고 방치해두면 다른 사람들에게 암묵적인 방임을 암시하게 돼서 더 많은 사람들이 유리창을 파손하게 된다는 이론이다. 깨진 유리창을 오랫동안 방치하면 무질서를 조장하게 되고 무질서에 무감각해진 사회는 각종 범죄가 잇따르게 된다는 이론이다.

필자의 사견으로 치과계를 돌아보면 의료계에서 의료인으로서의 자질과 실력, 양심 등을 경쟁의 도구로 삼지 않고 환자를 고객으로 분류하며 서비스를 경쟁의 도구로 삼으면서 첫 유리창 하나가 깨졌다. 결국 성실히 환자를 돌보는 무뚝뚝한 의사보다 성실하지 않아도 상냥한 의사가 각광받는 세상이 되었다. 얼마나 정성껏 양질의 치료를 하고 후유증을 막을까가 화두가 아니고 얼마나 많은 환자를 유치하고 볼까가 발전하여 저수가 의료로 진행되었다. 두 번째 유리창이 깨진 것이다.

처음 유리창이 깨졌을 때는 모두가 주목했다. 그리고 대세라고 착각하고 모두가 동참하려 하였다. 두 번째 유리창이 깨졌을 때는 소수라고 무시 했다. 그러나 몇 년이 지난 지금은 수도 없이 깨지고 있는 유리창 기사가 온통 치과 신문을 도배하고 있다. 처음 유리창이 깨지면서 두 번째 유리창이 쉽게 깨질 수 있는 계기를 만들어 주었던 것이다. 그런데 이제야 문제성을 인식하고 진화 작업에 착수한다고 한다. 하지만 이미 너무 많은 유리창이 깨져서 실기를 하지 않았나하는 우려와 함께 복구하는데 많은 시간과 노력이 필요할 것이고 그리되어도 후유증은 심각하리라 생각이 든다. 아마도 치과의사회에 등록하지 않는 무적 회원이 처음으로 생기기 시작했던 10년 전쯤에 좀 더 관심을 갖지 못한 것이 아쉬움으로 남는다. 많은 정보가 필요 없고 그냥 나만 잘하고 살면 되지 하고 살던 치과의사의 사고와 생활 패턴이 만든 필연적 결과였을지도 모른다. 변화기에 적절한 조절능력이 없었기 때문이다. 어떤 생물학자의 실험에서 송충이를 일렬로 원을 그리며 기게해 놓고 일미터 떨어진 곳에 먹이를 놓아주는 실험을 했다. 그런데 송충이는 앞의 송충이를 따라가는 추적자적 본능에 의해 결국 앞만 쫓아 원만 돌다가 옆에 놓인 먹이를 못 찾고 굶어죽었다. 이를 '송충이 습성' 이라 했다. 과거의 우리가 송충이처럼 옆도 보지 않고 생각도 없이 따라만 가지 않았나 싶다. 문제 병원에 근무하는 분들도 치과의사들이고 본인들도 문제점을 인식하지만 무슨 사연과 이유가 있을 것이다. 그리고 심리학적 방어기전에 의하여 나름대로의 타당성도 있을 것이다. 하지만 변하지 않는 중요한 것이 하나 있다. 마음이 들어가 있지 않고 진료 수가로 움직이는 진료행위에 대한 대가는 크게 지불하게 될 것이다. 결국엔 부메랑이 되어서 더욱 진료여건을 나쁘게만들 것이다. 갈증에 소금물을 마시듯이.... 모든 치과의사들의 자성적 판단이 너무도 절실하게 필요되는 때이다. 부디 또 기회를 잃지 않길 희망하여 본다.

6 "하루중에 본인의 행복을 위해 몇 시간을 쓰시나요?"

턱관절에 문제를 호소하며 내원한 환자들과 상담을 하다 보면 의외로 상당수의 환자들에서 해부학적이거나 기질적인 문제가 아닌, 과도한 스트레스로 인한 심인성 원인으로 느껴질 때, 필자가 환자에게 묻는 몇 가지 질문들이 있다. "마지막으로 내가 행복하다고 느낀 것이 언제였나요?" "최근에 불러본 노래가 무엇이고 언제쯤이었나요?" "3분 후에 죽는데 전화를 딱 한 통화만 할 수 있다면 누구에게 할 것인가요?" "요즘 운동은 무엇을 하시나요?" "하루 중에 본인의 행복을 위해 몇 시간을 쓰시나요?" 등등 아주 일상적이지만 조금은 대답하기 애매모호한 질문들을 던져본다. 이미 환자들 대부분은 본인들의 증상에 대하여 수없이 연구하고 끊임없이 생각해보아서 나름대로 답들을 가지고 있다. 따라서 처음부터 심인성이라고 이야기해서 환자를 납득시키는 것은 무리다. 환자는 분명히 통증을 느끼고 괴로운데 그것이 스트레스에 의한 심인성 원인이라며 믿으라고 하면 믿겠는가? 필자도 경험이 부족했던 시기엔 "마음의 병이니 마음을 편하게 하세요"라고 이야기하던 때가 있었다. 어떤 경우엔 환자가 화를 내고 돌아간 적도 있었다. 이럴 땐 환자 본인이 스스로 납득할 만한 시간이 필요하다. 머리로는 이해를 해도 가슴에 와 닿을 때까지는 시간이 걸린다. 머리에서 가슴까지의 거리가 그리도 먼 것이다. 따라서 대화를 머리에서 가슴으로 옮겨서 시도해 본 것이다. 심리적으로 본인의 생각과 마음이 상대에게 전달이 되면 동조현상이 일어나고 동화가 된다. 그러면서 닫혀 있던 마음의 문이 열리고 그 문이 열려야 마음속에 수없이 넣어 두었던(억압되었던) 것들이 표출되며 비로서 마음이 평화를 얻을 수 있는 것이다.

행복은 인간이 살아가는 궁극적인 목적이다. 참으로 소중하고 중요한 행복 임에도 불구하고 우리는 이런 저런 이유로 포기를 강요당하거나 스스로 잊어버리고 사는 경우가 많다. 자식을 위하여, 남편을 위하여, 부모를 위하여 등등, 기러기 생활 6년

차에 접어들고 있으니 필자도 예외는 아닌 것 같다.

'행복의 정복' 이란 책에서 러셀은 인간의 욕망이 행복을 방해하는 가장 큰 요소라고 했다. 아마도 남의 빵이 커보일 때 내 것이 작아지는 것이 불행의 시작이라면, 남의 빵을 안보는 것이 불행을 피하는 길이고, 내 빵을 남에게 나눠줄 때 행복은 시작될 것이다. "지금 당신은 행복하십니까? "란 질문에 좋아하는 아이스크림을 받아든 어린아이처럼 "네" 하고 단순하고 간단하게 대답하기는 어려울 것이지만 적어도 스스로 불행하다고 느끼지 않는 것은 매우 중요하다. 우리는 매 순간 순간 의식적이든 무의식적이든 남의 빵과 내 빵을 비교하며 살고 있다. 심지어는 대신 비교까지 해주는 시대를 살고 있다. 경쟁하듯이 인터넷에 수많은 비교 사이트들이 넘쳐나고 있다. 결국은 이것이 가정 안으로 까지 침범해 들어와서 '엄친아' '내친아' 라는 말까지 탄생하였다. '엄친아' 는 엄마친구 아들 중에 전교 수석에 공부 잘하고 착한, 정말 잘난 아들이 있다는 말이고, '내친아' 는 내 친구 아빠 중에는 돈 많고 거기에 자상하기 까지 한 훌륭한 아빠가 있다는 말이다. 이 시대를 대변 하는 가장 가슴 아픈 말이다. 그리고 어쩌면 우리는 지금 '내친남, 내친시(내 친구 남편, 시댁)' 에 쫓기고 있을 지도 모른다. 물론 빵의 크기가 행복의 조건만일 수는 없다. 행복의 조건에는 사랑이 많은 부분을 차지하고 있다. 사랑은 프롬의 '사랑의 기술' 에서 이야기하듯 노력이 필요하다. 특히 우리 치과의사처럼 자신을 표현하는데 익숙하지 않고 몸으로 견디는데 익숙해져있는 사람들이라면 더욱 그렇다. 며칠 전 TV 시청 중 남녀가 잘하는 거짓말 1위가 "사랑해"라고 웃으며 말하는 방송은 많은 생각을 하게 했다. 매너리즘이 아니라, 본인이 바라는 진정한 행복이 무엇인지를 아는 것이 중요하다. 그리고 행복을 얻기 위한 적극적 행동과 표현이 절실히 필요하다. 부디 각자의 습성의 한계를 넘는 의지로 행복을 얻길 바란다.

7 "우리 아이가 그럴 리 없어요"

약속을 어기고 몇 달 만에 내원한 여고생이 다짜고짜 묻는다. "치료가 언제 끝나나요?" 그런데 재미있는 것은 약속을 어기고 한참 만에 내원하는 환자들 대부분이 비슷한 질문을 한다는 것이다. 아마도 본인이 약속을 어긴 것에 대한 결과로 치료가 잘못 될 것에 대한 두려움을 무의식적으로 상대방에게 전가시키고 싶은 마음이 생기는 듯하다. 또한 공격적 감정을 담고 질문하는 경우가 대부분이다. 즉 당신의 치료가 잘못되어 치료기간이 길어지는 것이 아닌가 하는 뉘앙스로 말이다. 이 역시 본인의 책임을 회피하려는 마음이 동한 것이다. 환자의 질문에 필자는 "본인은 약속을 어기지 않고 병원에 올 수 있나요? 본인이 열심히 온다는 것이 전제되어야 치료기간이 나오겠죠" 라고 말한다. 이에 "질문에 대답만 해주면 안되나요? 치료가 언제 끝나지요?" 답변없이 공격적으로 감정을 실어 다시 질문을 되받았다. 이에 필자도 지지 않고 "잘 올 수는 있나요?" 라고 우선 잘 올 수 있는지를 말해달라고 하였다. 이런 자존심 싸움을 7~8번 주고 받은 후 아이는 화를 내고 그냥 가버렸다. 그리고 항상 그러듯이 어머니에게서 전화가 왔다. 아이가 분해서 울면서 집에 왔는데 원장님에게 문제가 많이 있는 것 같다고... 그리고 어머니가 내원하였을 때, 모든 상황을 있는 그대로 설명하였음에도 불구하고 "우리 아이가 그럴 리가 없어요, 얼마나 착하고 예의 바른 아인데요, 원장님에게 문제가 많은 겁니다." 물론 필자에게도 문제가 있었음을 인정한다. 당시는 혈기도 왕성했고 환자를 잘 치료하겠다는 의지도 강했으며 좋은 의사가 되겠다는 신념이 가장 굳건할 때 였다. 그래서 환자나 보호자의 비위를 전혀 맞출 줄 몰랐다. 결국 환자가 다른 병원으로 가겠다며 떠나는 것으로 그날의 해프닝은 종결 되었다. 심리학책에 '선생님이 비행 학생의 부모를 부르면 "내 자식은 그럴 리 없다, 나쁜 친구의 꼬임에 빠진 것은 학교 책임이다."라고 하거나 "손해를 변상하면 될 것 아니냐"라며 오히려 교사에게 항의하는 부모가 대부분으로, 비행 학생의 부모역시 죄의식이 전혀 없고 이 같은 아이들의 비행은 부모의 맹목적 보호 때문에 더욱 증가하는 추세다.' 라고 기술되어 있다. 심리학에서 아이는 가정, 학교, 지역(동네)을 중심으로 생활한다고 한다. 가정은 가족 중심의 휴식의 공간이고, 학교는 선생님을 중심으로 한 공부의 공간이며 지역은 친구를 중심으로 한 놀이 공간이다. 이 세 공간을 자유로이 뛰어 노는 아이가 정상적인 정서를 지닌다. 그런데 현재의 가정에는 바쁜 아빠에, 바쁘거나 외로운 엄마만 존재한다. 공부의 공간은 학교에서 학원으로 하나가 더 추가되었다. 야외의 놀이 공간은 구성원이 아예 붕괴되었다. 결국 요즘 아이들은 정상적인 생활의 공간을 모두 잃어버린 것이다. 아이들은 놀이를 통해서 인생을 체험 한다. 놀이에는 규칙이 있고 놀이의 규칙을 따르지 못하면 놀이 집단에 들어갈 수 없다. 놀이 집단에 능력 차이가 나는 친구가 들어오면 룰을 변경해야 한다. 때문에 자기들과 맞지 않는 상대는 받아들이지 않는 경향이 있고 약자에 대한 거부감으로 친구를 왕따 시키기도 한다. 학교에서 리더가 아닌 아이도 놀이 집단에서 리더가 되는 경우도 있다. 아이들 놀이의 장점은 놀이를 통하여 타인과의 관계형성을 배우고, 반대로 집에서 처럼 자기 마음대로 할 수 없다는 규제 역시 배운다.[주1] 그런데 지금의 아이들은 이런 놀이를 접할 수 없어서 서로 어울릴 때의 집단의 룰을 배울 기회가 없다. 요즘은 자식과의 대화가 두절되어 부모들의 머릿속에 아이들이 예전에 말 잘 듣던 간난 아기 상태로 머물러 있어서 변해버린 아이들을 이해하지도, 파악하지도 못한다. 따라서 다수 어머니의 첫마디는 "우리 아이가 그럴 리 없어."이다. 이는 다른 말로 "나는 우리 아이에 대하여 아무것도 아는 것이 없고 우리 아이는 무책임하게 방치되어 있습니다."라고 바꿔 표현할 수 있다. 아이도 엄마도 모두 불행한 일이다. 혹시 독자 중에 이 말을 해본 적은 없는지, 본인의 아이는 예외라고 생각하시지나 않을지.....

주1) 참고문헌 3. 심리학 이야기 : 류한평 감수, 갑진출판사, 2008년 (215~217p, 223p)

8 '나는 가수다'를 보고

요즘 일요일 저녁만 되면 TV 앞을 떠나지 않는다. '나는 가수다' 라는 프로 때문이다. 그들의 노래를 들으며 가끔은 가슴이 뭉클하기도 하고 눈에 이슬이 맺히기도 한다. 물론 슬픈 영화를 보거나 드라마를 보면서 눈물을 흘리는 경우는 자주 있지만 노래를 들으며 감동받은 것은 장사익씨의 콘서트 이후로는 처음인 것 같다. 내가 즐기던 노래들을 그들의 프로 감성으로 부르는 노래는 감동으로 다가왔다. 마치 평범하게 옷을 입은 모습만 보이던 아내가 모임에 가려고 예쁜 옷을 입고 머리하고 화장해서 예뻐진 새로운 모습을 볼 때의 그런 느낌이었다. 더불어 저렇게 훌륭할 수 있는 노래를 내가 마구 불러서 싸구려로 만들었다는 미안함도 있었다. 그래서 참 오래만에 TV 방송 시간을 기다린다. 요즘 세대의 노래들은 공장에서 만드는 인스턴트란 말이 있다. 과거의 노래에는 감성과 내용이 있어서 노래를 소유했다면 요즘 세대들은 노래를 부르다가 싫증나면 바로 버리고 새로운 노래를 찾는 소비식의 노래를 즐긴다고 한다. 더불어 요즘 대학생들의 평균 데이트 기간이 석달 정도라는 것을 보면 과거의 우리들과는 확실하게 다르다는 것을 알 수 있다. 어쩌면 이것도 세대 간의 생각과 즐기는 방식에서의 차이일 것이다. 아니라면 너무도 자극적인 것에 익숙해져서 더 많은 자극이 필요해지고 금방 싫증이 나서 일 것이다. 그래서 필자는 생각해 본다. "몇 살까지가 50대인 필자와 정서적, 문화적으로 같이 공감할 수 있는 나이일까?" 하고 말이다. 그래서 머리를 기르고 꽁지머리를 묶어 보았더니 사람들 반응이 천차만별이었다. 40대 후반 이상은 보기 싫으니 하지 말라고 하였고 30대와 40대 초반은 어울린다고 하였고 20대 미만은 개성이라고 그냥 받아들였다. 그것으로 본다면 지금의 20대와 30대는 확실하게 다르고 30대와 40대 초반은 비슷하고 40대 후반 이후와 그 전 세대와는 확실하게 다르다고 보여진다. 이렇게 세대 간에 다양하여 치과의사 역시 어린아이에서 노인까지 다양한 환자를 만난다. 그런데 그 다양한 환자들을 예전에는 치료만하면 되었다. 커피숍에서 커피만 팔던 시절이었다. 그런데 이젠 커피숍에 가면 문화가 있다고 한다. 이젠 치과에서도 환자들이 치료 외에 더 많은 것을 요구한다. 그러나 치과의사들은 그것을 좋은 인테리어나 친절한 서비스, 혹은 저수가로 대부분 인식하는 경향이 있다. 그래서 그런 치과들이 많이 생기고 그렇게 움직이고 있다. 하지만 필자는 이것은 인스턴트적인 형태라고 생각한다. 환자들이 인식하지 못하지만 결국 치과에 대하여 요구하는 것은 문화일 것이다. '문화가 있는 치과' 말이다. 문화가 있는 치과는 단순히 인터리어, 서비스, 저수가 만은 아니다. 그것은 아마도 "감성이 들어있다"는 의미라고 생각한다. 이번 '나는 가수다' 를 보며 가수는 감성을 전달하는 가수, 목소리가 고운 가수, 노래를 잘하는 가수가 있다는 것을 알게 되었다. 아마도 환자들의 수준이 높아짐에 따라 얼마 지나지 않아 치과도 구분지어지는 날이 올 것이다. '나는 가수다' 를 통하여 인스턴트 음악을 선호하던 10대들이 감성의 노래를 듣고 자극의 쾌락이 아닌 감성의 감동에 놀랐다고 한다. 이제 머지않아 지금의 치과계의 혼돈과 혼란도 환자들의 수준이 향상되며 바뀌게 될 것이다. 그리고 그것이 좋은 인테리어도, 기계적으로 웃는 서비스의 친절도, 저수가도 아니었음을 알게 될 것이다. 그것은 환자와 공감할 수 있는 공감대를 지니고 소통할 수 있는 치과의사 만의 감성을 지닌 치과일 것이다. 국민소득이 오르면 소비하는 아이스크림의 기호도가 바뀐다. 이제 우리나라도 3만불 시대로 진입을 하게 된다. 진정 노래를 잘하는 임재범과 같은 가수들이 TV에 등장을 한다. 지금 이 시대는 또 한번의 변화로 요동을 치고 있는 것이다. 그리 멀지 않아 문화와 감성의 치과가 사랑 받는 시대가 올 것이다. 규모와 상관없이 작더라도 자기만의 감성이 살아있는 치과가 각광받는 시대일 게다. 창 넘어 가슴 뛰도록 밝은 연초록빛에 커피 향을 즐기며 임재범의 '빈잔' 을 들을 수 있어 감사하다.

9 엄마의 역할

얼마 전 신문에 학교 성적 때문에 꾸중을 듣던 아이가 곧장 아파트 베란다에서 몸을 던져 자살한 이야기가 기사에 올랐다. 실로 가슴 아프고 어이없는 일이지만 이따금 이런 뉴스를 접하게 된다. 또 중학생이 아빠를 살해하려고 집에 불을 놓아서 일가족이 몰살된 일은 사회 전체에 충격을 주었다. 요즘들어 부쩍 청소년 관련 범죄나 부모와 자식 간의 불화로 인한 존속 범죄가 심해지는 이유를 잠시 생각해 보자.

인간은 태어나서 죽을 때까지 상호간의 표현에 대한 반응을 통하여 본인의 존재를 인식하며 생존하도록 되어있다. 심리학에서는 이를 반응(reflection) 이라고 하는데, 반응은 특히 간난 아기의 옹알이부터 아주 중요하다. 아이가 무엇인가를 말하고자 의사 표현을 했을 때 엄마가 즉각 반응을 해주면 아이는 그것을 통하여 자신의 존재감을 확인하며 이 과정을 통하여 심적 구조가 튼튼하게 된다. 이를 심리적 구조화(organization)라고 한다. 그리고 이렇게 강화되어야만 어른으로써의 심리를 지니게 되어 비로소 어른(adult)이 된다. 이 시기에 어떤 형태로든 이 과정이 약해지면 어른으로 되지 못한 어른 아이가 만들어질 수 있다. 따라서 유아들의 귀찮을 정도로 많은 질문 공세에 대하여 무한한 애정을 갖고 일일이 반응하여 주어야만 아이가 튼튼한 심리구조를 지닐 수 있게 된다.

실제로 임상 교과서에 실린 한가지 예를 들어보자, 직장에 다니는 엄마를 가진 아이가 하루는 엄마가 너무 보고 싶어서 늦은 밤까지 엄마를 기다리고 있다가 엄마가 현관에 들어올 때 엄마에게 달려 갔다. 그때 엄마는 자신을 반기는 아이에게 왜 아직도 자지 않고 말을 안듣는냐며 야단을 쳤고 아이는 그때 심리적으로 심한 상처(trauma)를 받았다. 그리고 그 이후로 아이는 내성적으로 변하고 급기야 사춘기 때는 심한 문제아가 되고 말았다. 교과서의 정답은 "와! 사랑하는 우리 ○○이가 엄마 보고 싶어서 여태까지 기다렸구나! 사랑해요. 엄마도 하루 종일 보고 싶었어요. 그런데 아이들은 일찍 자야 키가 크니깐 앞으로는 일찍 자도록 해요." 였다. 즉 아이에게 엄마도 너를 사랑한다는 반응을 해 줌으로써 아이가 사랑 받는다는 존재감을 느낄 수 있게 만들어 주었어야 하는데 반복되는 무반응식 관계가 결국 아이를 문제아로 만들게 되었던 것이다. 그래서 문제아 뒤에는 반듯이 문제의 부모가 있다고 혹자들은 얘기한다. 물론 엄마 입장을 생각한다면 결코 쉽지 않은 일이다. 하지만 부모 문제로 아이에게 까지 책임을 분담하라는 것은 가혹한 일이다. 이런 부모에게서 나타나는 또 다른 문제는 일관성 없는 반응이다. 본인의 기분에 따라서 같은 사건에 대한 처벌이나 대응이 달라 질 때 아이들은 혼란이 온다.

교육학에서는 아이를 칭찬할 때 반드시 사건마다 별도로 할 것을 요구한다. 즉 뭉뚱그려서 아침에는 예쁘다하고 저녁에는 화내는 엄마의 행동은 아이로서는 이해하기 힘들다. 그래서 "○○야 오늘 아침 청소 잘해서 예쁘구나" 라고 구체적으로 칭찬하고 "오늘 저녁 먹을 때 투정 부려서 밉구나"라고 조목조목 설명을 해야 사고의 충돌을 피할 수 있다. 또한 부모가 원하는 것이 무엇인지 파악 하게 될 수 있고 사회성 역시 강화되어 진다.

심리 구조가 약한 엄마는 참을 수 있는 능력이 약해 화내기 쉽고 사소한 일에도 쉽게 분노한다. 이런 엄마와 반응하고 자란 아이 또한 심리 구조가 약할 수밖에 없다. 이렇게 심리 구조가 약한 아이는 심한 순종형(마마보이)으로 되거나 심한 반항아가 된다. 순종형도 반항형도 모두 심리 구조가 약해 생기는 심리 불균형 상태이다.

요즘 각박한 현실은 엄마를 일터로 내몰았고 아이들은 학교와 학원으로 내몰렸다. 아이는 본인이 존재감을 찾아야 할 엄마의 반응을 잃어버려 심리 구조가 강화된 어른으로 성장하지 못하고 있다. 지금 우리는 우리 아이들에게 무엇을 주어야할까?

10 작은 것이 더 클 수 있다.

"독립군이 되야 하나요? 친일파가 되야 하나요?" 참으로 질문 같지도 않은 질문이다. 초등학교 2학년만 지나도 당연히 모두 다 아는 질문이다. 정답은 당연히 독립군이다. 그런데 추석 때 만난 대학교 2학년인 조카가 질문하였다. "일제 강점기 때 독립 투쟁을 했던 독립 투사들은 이름을 알지도 못하게 돌아가셨고 또한 알려진 분들의 집안은 일본군들에 의하여 폐가가 되어 그 후손들은 뿔뿔히 흩어지고 현재 모두 힘들게 겨우 겨우 사는 반면에 친일파들은 당시도 잘 먹고 잘 살았고 해방 후에도 그 경제력으로 후손들도 지금까지 잘 먹고 잘 살고 있습니다. 이런 사실을 모른다면 모르지만 알고 있는 이 상황에서 또 같은 일이 재현 되었을 때 독립군을 해야 하나요? 아니면 친일파를 해야 하나요?" 초등학생이 아닌 상황에서 답변은 그리 간단한 문제만은 아니다. 머리로는 독립군이지만 가슴에서 받아드려야 하기 때문에 간단한 대답이 어렵다. 이에 필자는 "나에게 생각해 보고 답변할 시간적 여유를 달라"고 말하고 지금까지 머리에서 가슴으로 생각하고 있다. 아마도 모든 독립군들은 그 사실을 알았을 것이다. 그리고 그들은 가족들이 황폐해질 것을 알고도 그 길을 선택할 수 있는 용기를 지녔었다. 심지어 더 옛날엔 그것을 알기에 가족을 차마 두고 갈 수 없어서 계백장군은 자기 손으로 죽였다.

이 질문에는 한가지 함정이 있다. 행복을 권력과 경제적 기준에 본 시각이다. 인간의 행복은 결코 빵만으로 해결되는 것은 아니다. 돈보다 더 높은 가치가 있는 것이다. 그러기에 수 많은 분들이 기꺼이 목숨을 던질 수 있었던 것이다. 한마디로 대한민국은 반만년 동안 수 많은 그분들의 피를 먹고 자란 나무이며 그 결실이 우리이고 후손일 것이다. 많은 위정자들이 있어도 묵묵히 이땅의 정의를 지키신 분들이 계셨기에 지금이 있다. 따라서 독립군이 되든 친일파가 되든 자유 의지이다. 그러나 현실이 무섭거나 수 많은 사연으로 독립군이 못된다하여도 우리의 선조들이 그랬듯이 마음이 있고 조금씩 도와준다면 시간은 걸릴지언정 광복은 또 찾아올 것이다. 따라서 본인의 근기에 맞게 정의를 실천하면 되는 것이다. 코끼리는 코끼리 힘만을 개미는 개미 힘만 내면 된다. 현대의 흑백 논리가 독립군과 친일파로 나누어 놓았지만 가족의 가슴에 총을 겨누고 친일파가 되라면 성인이 아니고서는 어려운 것이다. 물론 우리나라에 성인이 너무 많아 평범한 범인들까지 강요받는 상황이기도 하다. 세계에서 성인(saint)이 가장 많은 나라가 우리나라이다. 세상에서 가장 많은 순교자가 배출된 곳이 이 땅이다. 마포의 절두산성지를 비롯하여 수 많은 성지가 있으며 기록되지 않은 순교자가 더욱 많은 나라가 이곳이다. 그렇지만 성인이 아니어도 범인의 조그만 실천도 중요한 것이다. 아주 오래 전에 소크라테스는 이 질문에 독약을 선택하고 "악법도 법이다"라고 말하고 죽음으로 답하였다. 다만 시간상 독약이 먼저 오는 경우가 많을 것이다. 그래서 사필귀정이라고 했다. 반드시 정의가 이긴다는 뜻이다. 옳은 이야기지만 문제는 '언젠가는'이라는 시간이 정해져 있지 않다는 것이다. 이 또한 인간의 자유 의지에 대한 시험일 것이다. 그러기에 성인과 범인이 구별된다. 시간의 차이가 없다면 모두가 성인이 될 수 있을 것이다. 이미 인간은 아담과 이브 때 부터 자유 의지를 지니고 선악을 택하였다. 신조차 막을 수 없었던 선악의 선택은 지금까지도 꿀과 독약으로 항상 인간을 유혹한다.

동양의 사상은 중도사상이다. 치우침이 없는 것이다. 이는 독립군도 아니고 친일파도 아닌 주관없이 살라는 말이 아니고 어떤 모습으로 비추어지던 조금이라도 작게라도 마음을 지니고 행하면 된다는 것이다. 우리는 너무 큰 것, 거창한 것, 보이는 것에 익숙해져서 흑백의 논리로 생각하기 쉽다. 그러나 작은 것이 더 클 수도 있다. 낙숫물이 바위를 뚫을 수도 있고 작은 마음 한번 쓰는 것이 세상을 바꿀 수도 있다.

11 어떤 원주민을 만나면...

심리학 선생님께서 어느 책에서 읽은 글을 이야기 해주셨다. 오래 전 어떤 탐험가가 아프리카 원주민이 길을 걸어가는 것을 보고 같은 방향이라서 태워주기로 하고 짚차의 뒤에 태웠다. 한참을 가던 중에 그 원주민이 잠깐 차를 세워달라고 해서 내려주었더니 뒤를 돌아보고 한참을 서있었다. 이에 기다리다 지친 운전사가 아무것도 안하고 서서 무얼하고 있냐고 물었더니 원주민 왈 "우리가 너무 빨리 가서 내 영혼이 따라 오려면 시간이 걸려서 기다리고 있는 중입니다"라고 대답하더란다. 영혼이 따라 올 시간은 고사하고 내가 무었을 하고 사는지도 모르게 바쁘게 사는 나 자신을 되돌아보며 많은 생각을 하게 하는 이야기였다. 필자만의 이야기는 아닐 것이다. 유니트에 앉아서 치료받는 동안에도 자는 아이들, 피곤에 찌들어 얼굴에 낙이 없는 아이들, 언제 치료받을 시간이 있냐고 물으면 바빠서 치료 받으러 올 시간이 없다고 말하는 아이들도 마찬가지이다.

이렇게 바쁘게 살다가 정말 필요하고 귀중한 그 무엇을 잃어버리고 있지나 않은지...

조기 유학 붐으로 인해 가기 싫다는 아이를 억지로 외국에 의탁하는 경우를 주변에서 가끔 접한다. 그렇게 떠난 아이가 이역만리 먼 곳에서 말도 통하지 않는 곳에서 엄마 전화를 붙들고 운다는 이야기도 접한다. 말 못하며 유학 생활을 경험해 본 필자이기에 그때 마다 이야기를 듣는 나도 그 아이가 되어 같이 눈물 흘린다. 필경 그 아이에게 외로움과 그리움은 혼자 감당하기엔 너무 큰 시련임이 틀림없다. 그럼에도 이런 일들이 생기는 것은 부모들의 욕심일 가능성이 크다. 물론 부모들이 모르는 것은 아닐 터이나 아이들을 강하게 키워야 한다며 자족할 것이다. 그러나 이것은 무모한 짓이다. 아직 심리 구조가 성숙하지 않은 아이가 받을 심리적인 상처(Trauma)를 전혀 고려하지 않은 처사다. 어려서 입은 상처가 평생 가듯이 어려서 받은 심리적 상처도 쉽게 치유되기 어렵기 때문이다. 또한 튼튼하게 구조화되어야 할 심리 구조의 한 부분이 상처로 인하여 훼손 될 수 있기에 부모도 아이를 위하여 여러 가지를 생각하고 신중하게 판단 내렸을 것이지만 더욱 신중을 기해야한다. 원주민과 같이 따라올 영혼에 대한 고려가 미흡할 경우, 나중에 마음에서 벌어질 참담한 일들이 걱정되는 것이다.

물론 이럴 수 밖에 없는 현실을 만드는 데 필자도 동참했을지도 모른다. 이 시대를 살고 있는 우리 모두의 책임이기도 하다. 그러나 안타까운 것은 모두가 우리 아이들이건만 어른인 필자 역시 분명히 잘못된 것인 줄 알면서도 조그만 한 개인이므로 이 아이들을 도와줄 방법도 역량도 없다. 마치 일제 강점기 시절에 미래가 보이지 않던 때의 우리 부모들의 마음이 이와 같았으리라. 독재 정권 시절에 거대한 권력 앞에 말 못하던 그런 아픔 말이다.

그래도 필자는 희망을 가진다. 어느 시대에도 의로운 자들은 존재했다. 역사상 외적의 침략 시절에도, 강점기 시절에도 있었고 독재 시절에도 있었다. 그리고 그들의 희생으로 우리가 상대적 윤택함을 누리고 있다. 비록 지금은 혼탁한 교육 현실이지만 언젠가는 우리의 아이들이 어떻게 행복하게 살까를 생각하는 시절이 올 것이다. 그리고 그 이전에 부모들의 생각이 먼저 변하는 것이 반드시 필요하다.

오늘밤, 각자 집에 가는 자동차에 영혼이 따라올 시간을 기다리는 원주민을 태워주길 바란다.

12 "빈둥지 증후군과 기러기 아빠 증후군"

40번째 글을 쓰려니 거의 1년 가까이 글을 쓴 필자가 대견하기도 하고 마감시간에 시달리고 소재가 달리면 어쩌나 하는 두려운 마음과 언젠가는 그만 쓰는 날이 올 거라는 막연함 등등 여러 가지 생각이 머리에 떠오른다. 아마도 이런 마음이 40대를 지나며 50대를 맞이할 때 느끼던 마음과 비슷한 것 같다. 수련 받고 공부하던 30대 중반과 학문에 열중하고 무서울 것 없던 30대 후반을 지나, 마음을 비우면서 평안을 찾던 40대 초반, 아이들 문제로 정신없던 40대 중후반, 노후를 생각하고 그에 대한 대비와 체력의 준비를 시작한 50대에 미래에 대한 막연한 불안감을 떨칠 수 없다는 것 등이 너무도 비슷한 것 같다. 물론 남 여 간에 조금의 차이는 있다.

여성들의 마음은 남자들과 일치하지는 않는다. 여성들은 통상적으로 생리적인 변화가 오는 시기에 심리적인 변화를 많이 겪는다. 예를 들어 신체의 콜라겐 타입이 변하여 피부의 탄력이 없어지기 시작하는 30대 초반에는 청춘이 상실되어감을 느낀다. 또한 그때, 아이들이 유아기를 지나 학교에 들어가며서 일거리가 줄어들며 생각할 시간이 나기도 한다. 또 40대 진입을 목전에 둔 30대 후반기에는 인생에서 젊은 시절의 마감이라는 강박감에 시달린다. 따라서 이런 시기에 여성들의 이혼이 집중되어 있기도 함이 우연은 아닐 것이다. 그리고 40대 초중반이 되면 바쁜 아이들과 남편으로 인해 혼자 집을 지키며 외로움과 공허함을 느끼는 '공허감 증후군' 으로 일명 '빈둥지 증후군' 이 온다. 40대 후반과 50대 초반엔 폐경으로 인해 여성의 정체성을 상실함에 따른 심리적 방황에 빠진다.

반면 남자들에게 있어서는 40대는 한창 활동해야하는 시기다. 회사에서는 책임이 막중한 중견 간부이고 가정에서는 대학생 정도의 자녀가 있으며 가족의 기둥으로 사회에서 존경받는 시기이다. 그러나 요즘은 불행히도 이즈음에 직장에서 명퇴를 당할 불안감에 시달리고 수명이 연장된 부모님을 모셔야 하며 자식들은 독립하여야 하는 그런 시기다. 더불어 이 시기에는 남녀 모두 체력의 감퇴와 함께 본인의 나이를 과거에 본인이 생각하던 관점에서 보며 놀라기도 한다. 또한 요즘은 필자를 비롯하여 본의 아니게 홀로 되는 경우가 있다. 기러기 아빠이며 치과의사 중에도 상당히 많은 것으로 알고 있다. 이 경우에 나타나는 현상을 필자는 "기러기 아빠 증후군"이라고 하였다. 그 중 위험군은 일찍 집에 귀가하는 경우, 혼자 술을 마시는 경우, 식사를 자주 거르는 경우, 입은 옷을 또 입는 경우이며, 가장 위험한 경우는 가족에게 인생을 올인 하고 후에 보상받고자 하는 마음을 지닌 경우이다. 이미 외국 생활을 2년 이상 하면 한국식 사고방식을 하지 않게 되므로 심한 경우에는 언어적으로든지 문화적으로 아이들과 대화가 되지 않는다. 마음에 준비 없다면 모든 것을 잃을 수도 있다. 요즘 치과의사가 아닌 친구들에서 명퇴를 하거나 이직하는 친구들을 하나 둘씩 보기 시작했다. 얼마 전 치과 선배님께서 당신이 치과의사가 된 것에 대하여 감사하며 사신다고한 이야기가 가슴에 다가온다. 요즘 치과계 신문을 보거나 방송을 들어도 희망적인 이야기는 찾기 힘든 것이 현실이다. 이런 상황에서 자신을 잃어버리고 가족이나 병원이 전부이고 자식을 성공시키는 것만이 자신의 역할이라고 전념하던 지금까지의 방식만을 고집하다가는 무력감이나 우울증에 빠질 가능성이 상당히 높다. 이것을 '성취욕 상실 증후군' 이라고 한다. 이제는 본인만의 취미 생활을 발견하고 새로운 활동에 참여하는 등 새롭게 전념하여 나만의 시간을 찾아야 한다. 필자도 드럼도 배우고 그림도 배운다. 옛날에 공자는 논어에서 40세를 '불혹' 의 나이라고 했다. 그때는 평균 수명이 50세쯤이었을 것이다. 아마도 공자가 이 시대를 산다면 지금의 불혹은 70세쯤 되지 않을까? 이 시대의 아픔인 30만 기러기 아빠들이 자식을 잃어버리는 또 한번의 아픔을 피하기 위하여 스스로 변하길 바라는 바이다.

13 "희망적인 이야기는 없나요?"

얼마 전 우리 병원에 계신 젊은 선생님께서 연재하고 있는 필자의 글들을 읽으면 너무 우울하다며 "희망적인 이야기는 없나요?"라고 물어오셨다. 말문이 막히고 답답함을 느끼는 순간이었다. 그래서 "희망적인 내용을 찾아볼게요."라고 답하였지만 바로 써내려가지는 못하였다. 그래서 신문뿐 아니라 인터넷에서까지 희망을 찾아보려 구석 구석을 읽어보아도 참으로 *希望*을 찾기 힘든 세상에 살고 있다고 느낄 때, 딸 부정 입사 특혜사건으로 외교부장관까지 나와서 초를 친다. 거기에 오늘 자 치과신문의 일면 기사는 젊은 치과의사들의 스트레스로 인한 돌연사였다. 월드컵에서 북한과 포루투칼전을 볼 때 만큼의 절망적 참담함이었다. 그러기에 오늘은 그래도 어디엔가는 *希望*이 숨어있지 않을까? 하는 마음에 글을 쓴다.

*希望*이란 바랄*希*, 바랄*望*으로 한 마디로 하면 바램이다. 바램이 있으면 지금의 고통도 참을 수 있다. 심리학책에 자주 인용되는 오드리 헵번 주연의 '마이 페어 레이디'라는 영화가 있다. 이 영화의 내용은 언어학자인 주인공이 길에서 꽃 파는 처녀(일레이저)를 반년 만에 훌륭한 귀부인으로 만들 수 있다고 친구와 내기를 하고 그 내기에 이기고 그녀와 결혼을 한다는 내용이다. 주인공은 일레이저를 귀부인을 만들기 위해서 처음부터 그녀를 귀부인으로 대해주었다. 그리고 '너는 훌륭한 숙녀다', '기품있는 여성이다.' 말을 의도적으로 들려주고, 화려한 옷과 장신구를 사주어 그렇게 느낄 수 있게 해주었다. 그랬더니 차츰 기품이 넘쳐흐르는 귀부인으로 변신하였다. 이것은 심리학적으로 사람이 타인의 기대를 받으면 기대된 인간처럼 생각이 바뀌며, 행동도 기대하는 인간처럼 변하게 된다. 이것을 '자기 충족의 예언(Self Fulfilling Prophecy : 자성 예언)'이라고 한다. 자성 예언을 본인에게 사용할 수도 있고 연인이나 아내를 자기이상에 맞는 사람으로 바꾸기 위해서 사용할 수도 있다. 물론 자녀에게도 마찬가지 일 것이다. 취미나 관심이 있는 아이에게 '너는 훌륭한

의사, (작가, 변호사, 정치가)가 될 수 있을거야' 라고 칭찬 하면, 그 아이는 부모의 기대에 부응하려고 열심히 하게 될 것이다. 다만 그 아이가 전혀 관심이 없을 때에는 자칫 아이에게 강박 관념을 갖게 할 수도 있으니 주의가 요망되는 부분이다. 자성 예언은 일명 '피그말리온(Pygmalion)효과' 라고도 한다. 피그말리온은 그리스신화에 나오는 키프로스섬의 왕인데 우연히 조각된 여인상을 보고 연정을 느끼고 이 조각상을 볼 때마다 '당신은 참으로 예쁘고 아름답다' 라는 찬사를 열렬히 보냈다. 이것을 본 미의 여신 아프로디테가 그 조각에 생명력을 불어넣어 주어 인간으로 만들어 결혼할 수 있게 됐다는 이야기다. 결국 希望은 주어지는 것이 아니고 각자가 만들어가는 것이다.[주2)]

치과의사, 의사, 변호사는 과거에 일등 신랑감의 영순위였고 부의 상징의 직업인 때도 있었다. 의사의 수가 적던 시절, 의사에 대한 존경심이 있던 시절, 의료보험이 없던 시절, 인터넷이 없던 시절엔 최고의 직업이었다. 풍부한 경제력을 바탕으로 봉사도 하고 좋은 일도 할 수 있었다. 물론 모두가 돈만 벌기 위해 의사를 한 것은 아니지만, 아무튼 그 시절은 money saving이 가능했던 시기였다. 그러나 지금은 조건이 너무도 많이 달라져서 의사가 큰 돈을 벌 수 있는 사회적인 구조가 아니다. 따라서 이제 돈을 벌기 위해 의사한다면 시작부터 실패했다고 말해도 지나치지 않다. 의사로써 성공을 하자면 첫째는 과거부터 미래까지도 봉사 정신, 희생 정신, 히포크라테스정신으로 무장된 사명감을 지니면 문제 될 것이 하나도 없다. 둘째는 Time saving이 얼마든지 가능한 직업으로 희망적이다. 과거시대에 넘치는 환자 속에서 본인의 생활을 잃고 경제력으로 보상받고 살았다면 앞으로의 세대는 이전 세대보다 경제력은 적을 수 있지만 주4일 근무를 하며 자신의 삶을 즐길 수 있다면 그것만으로도 충분한 보상을 받을 수 있지 않을까? 그래서 생각해 본다. 삶의 본질에 대하여...

주 2) 참고문헌 1. 심리학 통이 되는 책 : 신영백 옮김, 한국산업훈련연구소. 2002년 (169~170p)

14 "횡설수설 (橫說竪說)"

심리학에서 정신분열증이나 심리적인 문제가 있는 환자들의 증상 중 한 가지가 논리의 순서가 바뀐 이야기를 하는 경우이다. 이를 일반적으로 횡설수설한다고 한다. 이는 생각의 조각들끼리 정보가 호환되지 않는 분열증 증상 때문이거나 혹은 여러 사건의 중요도에 대한 판단이 정확하지 않은 경우 일 수도 있다. 그도 아니면 본인이 어떤 목적을 가지고 일부러 그러는 경우가 있을 것이다.

필자가 외래에서 상담하다 가끔 겪는 일중 하나 예를 들어보자. 심한 상악 덧니 환자가 내원한 적이 있었다. 필자는 환자에게 내원한 이유를 질문하였고 환자는 심한 덧니에 관한 이야기만을 제외한 채, 씹는게 이상하다, 턱관절에서 소리난다, 이가 썩는지 봐 달라 등등 다른 이야기만을 늘어놓았다. 교정 치료만을 전문으로 하는 필자인 것을 알고 내원하였으면서도 누가 보아도 가장 명백하고 핵심적인 덧니에 대한 이야기는 피하고 있다는 인상을 받았다. 결국 지루하게 오랜 시간을 기다리다가 "덧니에 대하여 말씀이 없는데 그것은 상관 없나요?"하고 필자가 질문하였다. 이에 환자는 "당연한 건데 말해야하나요"라고 답변하였다. 이 경우는 여러 가지로 생각이 가능하다. 일단 일반적으로 생각할 수 있는 경우는 의사에게 본인의 생각을 먼저 전달했을 때 바가지를 쓴다던가 경제적으로 불이익을 당할 수 있다는 계산된 행동일 수 있다. 가끔 장사하시는 분들에게서 이런 경향이 나타난 것 같다. 일반적으로는 '한쪽만 교정할 수 없나요' 와 같은 질문으로 한쪽만 치료해서 비용을 반으로 줄이겠다는 생각을 저변에 갖는 사람이 이런 유형일 수 있다. 두 번째는 상기 환자에 해당하는 경우로 본인이 생각하는 것이 상대도 당연하게 생각할 것이라고 믿는 유아적인 심리상태로 아직 성인으로의 완성된 심리구조가 아닌 불안정한 상태라고 볼 수 있고 이 경우에는 사춘기와 비슷하게 이해를 잘 하려하지 않고 본인의 의사에 반대되면 화를 잘 내는 등의 공격적인 성향을 보일 수 도 있다. 셋째는 심리적으로 중요성에 대한 가치가 정확하지 않은 경우로 생각의 조각들이 분리되어 있는 분열증적인 증상으로 판단할 수 있다. 얼마 전에 있었던 원주 비뇨기과 간호사 살인 사건이 이 경우일 것이다. 비뇨기과에 내원한 분열성 증상을 지닌 환자가 간호사가 주사를 넣는 것이 자신을 살해하려 한다는 환상으로 바꾸어 간호사를 살해한 사건으로 이런 환자들에 아무런 대책 없이 의료진들이 위험에 노출되어 발생한 전형적인 사건이다. 참으로 어처구니 없고 불행한 일이 아닐 수 없다. 더구나 이런 환자들이 의료 쇼핑을 하는 경향이 많아서 더욱 의료인이 위험에 노출될 가능성이 높다는 것과 아무런 대책이 없다는 것이 안타까울 따름이다. 따라서 의료인 스스로 경계하는 수 밖에 없다.

현대를 살아가고 있는 대부분의 사람들이 워낙 다양하고 복잡하고 심한 스트레스에 시달리고 있기 때문에 심리적으로 불안정화되어 있을 가능성이 높다. 따라서 필자는 환자와의 상담에서 일반적인 상식에 준하는 이야기의 흐름이 이어지지 않을 때에는 혹시나 하는 마음에 환자의 심리 구조에 대하여 한번 생각하여 보길 권한다. 이것은 또한 환자의 불량스러운 태도나 안티적인 반응에 대해 의사가 심리적으로 상처받는 것을 줄일 수 있고 정신 건강을 보호하는 한 방법일 수 있다고 생각한다.

횡설수설이란 말은 일반적으로 논리성이 없이 말하는 경우를 의미하지만 단어의 기원을 보면 불교 용어로써 완전히 도를 통한 사람의 이야기가 종으로도 횡으로 막힘이 없다는 의미로 어떤 질문에도 정확한 답변을 줄 수 있는 달변의 경지를 말하였다. 장자에서는 횡설종설이라 하여 횡설수설과 같은 의미로 사용한 적도 있다. 그러던 것이 수많은 세월을 거치면서 전혀 반대적 의미로 와전되어 버린 것이다. 세월이 지나며 말의 뜻도 변하니 급변하는 세상에 우리도 변해야 할 것이나 변함과 불변함을 판단하기가 참으로 어렵다.

15 부모들이여! 매가 멀리 있지 않습니다.

교복을 입은 여고생이 입을 벌리자 담배 냄새가 심하게 코를 자극한다. 그래도 10년 전에는 여대생에게서 있던 일인데 3~4년 전부터는 여고생에게서도 담배 냄새가 난다. 어제 오늘의 이야기가 아니지만 그때마다 한숨이 절로 나오고 이 나라의 앞날을 걱정하는 것을 보니 내가 나이든 것이 맞긴 맞나 보다. 지하철에서 서로 부둥켜 안고 키스하는 것은 흔한 일이고 심지어 교복 입은 채로 키스하는 것 까지 보아야 하는 현실이다. 물론 중고생이 흡연을 하고 지하철에서 키스한다고 나라까지 문제가 되는 것은 아니다. 그러나 심리학적으로 아이는 사회적인 룰을 지키는 어려움과 그에 반항하며 겪는 갈등 속에서 어른으로 성장한다. 따라서 담배를 피더라도 사회적인 저항이 있거나(어른들이 지적하거나) 의식을 한다면(숨어서 핀다거나) 이는 반항기의 일시적인 현상으로 해석할 수 있다. 그러나 작금의 현실은 청소년 흡연이 일반화되고 습관화되고 어디에서도 지적받지 않아서 도덕적 죄책감도 없다. 따라서 역으로 심리적 갈등의 요소가 없어짐으로 인하여 정신적으로 성숙해지는데 방해가 된다. 즉 미성숙한 어른들이 양성된다는 것이 문제라는 얘기다. 이는 요즘 뉴스에서 많이 접하는 사건들을 보면 몸은 어른이지만 정신적으로 미성숙한 아이들이 원인인 경우가 많다. 노부모를 구타하는 등 존속 범죄가 대표적으로, 아직도 아이의 치기 어린 행동이 나타나는 것이다. 툭하면 발생하는 살인사건도 중고생들의 생각 없는 싸움적 사고를 벗어나지 못한 탓일 것 이다. 내 자식이 아니라면 상관 안하는 사회적 방관 속에서 자라는 아이들은 성숙할 수 없다. 이런 사회적인 방관을 만든 사람들은 부모들이다. 내 자식은 그럴 리 없다고 믿고 선생님들을 불신하고 회초리를 뺏어온 탓이다. 며칠 전 공식적으로 학교에서 체벌이 없어졌다는 뉴스를 듣고 걱정과 안심이 교차되었다. 현실을 모르는 우리나라의 교육 정책과 그로 인하여 양성될 아이들의 미래가 걱정되었고, 너무 이기적이고 졸장부적인 생각이지만 그나마 내 아이들이 이미 다

켰다는데 가슴 쓸어내리며 안심하였다. 필자 역시 담배 피는 중학생을 발견하여도 아이에게도, 그 부모에게도 말하지 못하는 것이 현실이다. 아이가 "원장님이 무슨 상관이 예요?"라고 말하여 무안당할까 두려워서 지적 못하고, 엄마가 "우리아이가 그럴 리 없어요. 원장님 착각이 예요"라고 말할까봐 귀찮아서 이르지 않는다. 결국 내 아이가 아니라는 이유로 이 땅의 아이들이 병들어가는 것을 보고도 모른 척하는 방관자가 되어버린 내 자신이 슬프다. 그리고 '아이는 부모 탓이지 뭐' 하고 애써 나 자신을 위로해 본다.

교복 입은 여고생 몸에 담배 냄새가 배어 있다는 것은 몇 가지로 생각해 볼 수 있다. 일단 부모님과 같이 살지 않고 독립해 있을 가능성이다. 반면 같이 산다고 가정했을 때는 부모님 둘 다 심하게 담배를 피워 아이의 몸에서 나는 담배 냄새를 못 맡을 가능성이 있다. 마지막 하나는 서로 얼굴을 볼 시간이 없어 만나지 못할 가능성이고 이것이 가장 확률이 높다. 사회의 교육 기능이 부서져 버린 한국의 참담한 현실 속에서 부모의 역할이 점점 더 커지는 반면 부모들은 점점 더 바빠지므로 아이들은 사회와 부모의 공백의 틈 바구니에 버려진 채 성숙할 기회를 상실하고 성장이 멈춰 버리고 있다. 더불어 필자 역시 잘못되었음을 알면서도 말할 수 없는 비겁함이 독재 정권 시절의 갈등의 재현이고 이 역시 사회의 또 다른 폭력임을 인식한다.

오늘따라 영국의 유명한 교육 교과서에 실려 있는 '부모들이여! 매가 멀리 있지 않습니다' 라는 금언이 회초리가 되어 필자의 가슴을 울린다.

16 " 환자는 □ 이다."

어느 방송국 예능 프로그램에서 많이 사용하는 폼이다. 그러나 이것은 심리학에서 심리 검사와 성격 검사에 많이 사용하고 있는 폼이기도 하다. 필자도 심리를 테마로 강의를 한 적이 있다. 치과의사를 상대로 한 강의였는데 그때 심리 테스트를 시행한 결과에서 같은 직업이면서도 다양한 답변에 적지 않게 놀란 적이 있었다. 같은 사건을 보는 시야가 너무도 다양하였다. 그 중에 기억나는 문구가 '치과의사를 선택한 것을 어떻게 생각하느냐"와 '환자는 □이다' 였다. 물론 다양한 답변이 있었다. 치과의사란 직업을 선택함에 있어서 긍정적인 편이 많았지만 부정적인 분들도 있었다. 어쩌면 지금 테스트한다면 그 때와 다른 답변이 있을 수 있을 것이다. 이 중에 '환자는 □이다' 라는 문구에 대한 답이 필자 자신도 끊임없이 변하는 것을 느낀다. 면허를 따고 처음 보건지소에 발령을 받고 첫 환자를 볼때는 호기심과 불안감이 교차하였다. 치료를 하면서도 방으로 들어가 책을 들여다보며 행하고 있는 치료가 맞는지 확인하고 또 확인하였다. 그 때의 환자는 필자에게 스승이었다. 2년차가 되었을 때는 어떠한 두려움도 없고 자신감에 차있어서 못할 것이 없었다. 그 때의 환자는 '진짜 환자' 였다. 그러다 2년차 반 즈음에 하악 좌측 대구치를 신경 치료한 다음날에 환자가 손가락 한 개 정도만 벌려지는 개구장애를 호소하였고 그때 환자와 같이 온 고등학생 아들에게 멱살잡이를 당하였다. 환자가 적으로 돌변하는 상황에 당면했었다. 결국 필자의 능력으로 해결할 수 없어서 보건소에 근무하던 선배님의 도움으로 대전을지병원으로 보내서 개선하였다. 그때 비로소 필자는 의사와 환자의 미묘한 관계와 의사로써 더 많은 공부의 필요성을 느끼고 수련을 하게 되었다. 그때의 인연으로 아직까지도 허원실과장님과 가까운 친분을 유지하고 있다. 더불어 그때 도와주셨던 보건소 선생님께도 한번 더 감사한 마음을 지면으로 전해드린다. 구강외과를 수련할 때 들었던 의국 선배의 "의사가 모르면 죄악이다"란 말이 지금도 가슴에 남아 있다.

그때 암 환자, 악관절 환자, 전신질환 환자등등 구강외과 환자는 버겁고 쉽지 않은 존재 였다. 교정수련을 마치고 대학 병원에서 만난 교정 환자는 자기가 원하는 것이 해결되면 좋은 환자였다. 그 후 개원하면서는 항상 긴장감을 늦출 수 없어서 '적과의 동침' 이란 생각이 다년간 지배적이었다. 그리고 이제 나이 50세가 되어 보니 "환자는 난초 와 같다"란 생각이 든다. 얼마 전에 열반하신 법정스님의 무소유란 책에 보면 난초에 대한 당신의 각별한 사랑도 소유욕이 아닐까라는 글에서 난초 기르기의 어려움이 묘사되어 있다. 난초는 한난조습이 적절히 맞아야만 자신의 자태를 내는 식물이다. 조금 추워도 물이 너무 많아도 바로 시들어 버린다. 유곡가인(幽谷佳人)이라 하여 청초한 미인과 같이 지속적인 관심과 사랑을 요구하는 식물이다. 환자들도 의사에게 최고의 기술을 요구하고 거기에 자상하고 친절하고 시설 또한 최고급이길 바란다. 그래야 만족이란 꽃을 피운다. 결국 요즘 필자가 느끼는 것이 '진료란 결국 난초를 키우는 듯한 마음이 아닐까' 라는 생각이다. 그러나 힘들긴 해도 치료가 잘 마무리 되었을 때 술자에게 위로와 위안 그리고 경우에 따라서는 스스로에게 뿌듯함도 느끼게도 한다. 물론 모두가 필자의 마음과 같지 만은 않을 것이다. 봉사심이 투철한 어떤 선생님은 친자식이나 가족처럼 생각할 것이고 좀 더 경제적인 것을 중시하는 분들은 수입의 근원으로 생각할 것이다. 자본주의 사회 속에서 살아가는 우리들에게 무엇이 옳고 무엇이 그른지는 치료하는 의사 본인의 마음 속에 있을 것이다. 스스로 좋은 의사라 생각하는 분도 있고, 스스로 의사가 아니라고 생각하는 분도 있다. 법적으로 면허증을 취득하면 의사이다. 하지만 본인 스스로 자신의 한계를 인식하고 지속적으로 노력하며 또한 동료들로 부터도 인정과 사랑 받을 수 있는 의사가 진정한 의사가 아닐까 생각해 본다.

17 "올해도 초 미니스커트가 유행인가 봐요!"

날씨가 풀려 휴일에 어머니를 모시고 외식을 나서자 아직도 영하의 쌀쌀한 날씨에 초미니를 입은 길거리 패션을 보고 어머니께서 한 말씀하셨다. 이에 집사람이 초 미니가 유행하려는 모양이라 답변하였다. 올해는 초미니를 넘어 '하의 실종' 이라는 패션이 유행할 것이란 추측들이 인터넷에 나오고 있다. '하의 실종 패션' 이란 상의가 하의를 가려서 하의를 입지 않은 듯한 느낌을 주는 것으로 극 초미니 상태를 의미한다고 한다. 결국 나이든 사람들이 보기에 민망한 의상임에는 틀림없다. 과거라면 남자들의 눈요기 거리로 마냥 좋기만 한 현상일 것이나 성추행이나 성희롱이 법으로 금지된 이후부터는 녹록한 상황은 아닐 것이다. 성추행은 물리적인 접촉으로 성립되는 것이니 의지적인 측면이 있지만 성희롱은 당하는 사람의 감정적인 부분까지 인정하므로 한번 쳐다보았다는 이유로 본인도 모르는 사이에 성희롱범이 될 수 있는 여지가 많다. 성희롱의 정의가 성적 수치심을 유발시키면 성립되므로 그냥 쳐다보면 되고 느끼하게 쳐다보면 안된다는 것으로 남성들에게는 참으로 난감한 일이 아닐 수 없다. 특히 여름이 다가오면 내원하는 여성 환자들의 치마 길이가 짧아지고 소매가 없어지고, 가슴 파인 옷이 늘어나 진료 특성상 근접치료를 해야 하는 치과의사들은 점점 더 민망해지고 진료 전에 앞치마로 가려야 할 부분이 점점 늘어만 간다. 필자의 병원은 진료 전에 일단 모든 부분을 가리고 진료를 시작하는 것을 원칙으로 하다 보니 겨울이면 하나면 되던 것이 여름이면 앞치마가 가슴 가리고, 무릎 가리고 하여 기본으로 2개가 필요하고 경우에 따라서는 담요로 옆까지 가려야하는 상황까지 발생되기도 한다.

미니스커트는 영국에서 치마 길이를 기준으로 세금을 부과하면서 짧아진 것이 미국에서 유행하면서 세계로 퍼진 것이다. 따라서 미니스커트는 유행에 아주 민감하다. 심리적 집단 현상 중에는 군집심리, 세론, 유행이라고 하는 현상이 있다.

그중 오늘날의 사회에서 특히 현저한 것에 유행 현상이 있다. 유행은 의복, 노래, 말 등의 변화이지만, 사회가 인정을 한다는 점과 비교적 장시간 계속되지 않는 점 등의 특징이 있다. 물론 의도성이 있는 매스컴이 지배하기도 하고, 변화가 현저한 사회에 많으며, '유행은 되풀이 된다' 는 말처럼 반복되는 성질이 있기도 하다. 심리적 원인으로서는 첫째가 새로운 것을 요구하는 욕구이고 둘째는 타인이 하는 것처럼 하려고 하는 경향(동조성)으로 예를 들어서 버스를 늦게 타고 싶지 않은 기분과 같은 것이다. 마지막으로 자아 확대의 욕구 즉, 위신(prestige)을 갖고 싶다든가, 유행 복장을 몸에 걸침으로써 동성을 깔보고자 하는 식으로 타인에 대하여 공격적 우위를 차지하고 싶다든가, 열등감을 보완하려고 하는 욕구 등을 들 수 있다. 종종 성적 매력을 만들기 위해서라고 하는 해석도 있으나 그것은 원인이라기 보다는 결과라는 생각이 설득력이 있다. 즉 매력을 증가시키기 위해서 유행을 좇는다고하기 보다는 유행하는 복장을 하니 이성에 대한 성적 매력이 높아 졌다고 할 수 있다.[주3] 즉 초미니를 유행에 따라 입었는데 결과적으로 성적 매력이 증가되는 결과가 도출되더라는 의미이다. 반면에 이로 인하여 불필요한 성적 충동 또한 유발되어 사회적인 문제로 대두되는 성범죄를 증가시키기도 하였다. 따라서 초미니를 넘어선 '하의 실종 패션' 은 보다 많은 성범죄를 불러들일 것은 불을 보듯 자명하다. 치과 직원들은 더욱 많은 앞치마를 준비해야 하고 많이 가리려고 노력해야 하는 시기가 다가온다. 경제가 어려울수록 치마 길이가 짧아진다는 말이 있다. 차라리 한국여성들의 치마길이가 늘어나서 남성들의 눈요기 거리가 적어지더라도 모두의 경제가 넉넉해지길 기대하여 본다.

주 3) 참고문헌 5. 재미있는 심리학이야기 : 황국산 역, 태을출판사 2000년 (287~300p)

18 "치과의사의 秋夕"

"더도 덜도 말고 오늘만 같아라"라고 선조들이 이야기한 날이다. 그런데 요즘 치과원장을 만나서 "더도 덜도 말고 요즘만 같아라" 라고 하면 아마도 뺨 맏기 쉽상일 것이다. 아니 추석날 어떤 주부 치과의사를 만나서라도 그렇게 이야기를 하면 미친 놈 소리 듣는 것은 틀림이 없다. 아마도 한국주부들의 로망은 명절이 없어지고 시댁 식구들 간에도 지구 반대편에 뚝뚝 떨어져 살아서 전화 한 통화 만으로 모든 것을 해결하고 싶을 것이다.

옛날에는 일년 중에 가장 풍성한 날이 추석이었다. 특별한 수입원이 없던 시절엔 농사가 天下之大本也 였다. 즉 농사가 나라와 개인에게 가장 큰 일이었다. 일년 동안 노력한 농사의 수확을 얻고 노비들도 일년에 한번 세경을 받는 날이었다. 말 그대로 모두가 가장 경제적으로 풍요로운 때였다. 따라서 남녀노소 할 것 없이 고단하든 힘들든 간에 행복한 때가 추석이었다. 특히 주부는 더욱 그러 했다. 일년 동안 가난한 살림을 간신히 꾸려가느라, 동네에는 빚도 좀 있고 친정에도 손을 벌려서 도움도 받았을 것이다. 그래서 추석을 손꼽아 기다렸다. 추석에 생긴 돈으로 밀린 빚도 정리하고 자식들에게 좋은 옷도 해주고 정말 일년 중에 가장 사람답게 사는 날이 추석이었다. 그런데 요즈음은 어떠한가? 대다수 주부들은 명절이 다가올수록 머리가 아파지고 손발에 힘이 빠지고 신경질이 심해지고 우울해지는 명절 증후군에 시달린다. 결혼이 늦어졌거나 피치 못할 사정으로 이혼한 돌싱들은 명절이 싫어서 아예 외국 여행을 떠나 버린다. 적지 않은 가정에서 추석날 모처럼 모이면 가족들 간에 싸움이 난다. 아마도 만나지 못해서든, 만나기 싫어서든 간에 평소에 못했던 밀린 이야기들을 하게 되고, 섭섭했던 이야기도 오고 가게 된다. 그러다 힘들게 살아온 자신의 설움이 서로 대화 소통의 단절감과 합해져 섭섭함으로 왜곡되고 급기야는 폭발하여서 싸움이 되는 것이다. 더욱이 올해 추석 휴가는 일주일 정도 되니 개원하신 원장님들은 추석

마치고 곧 돌아올 월급날이 걱정이다. 옛날엔 아마도 모처럼 하루 종일 배불리 먹고 행복해서 밤하늘에 뜬 만월이 배부른 배와 같음에 含哺鼓腹(배불리 먹고 배 두드림) 秋夕(가을밤에 행복함)이라 했을 것이다. 그러나 같은 추석 하늘의 만월을 보는 모든 치과의사들의 마음은 실로 과거와는 너무도 다를 것이다. 막 졸업한 치전원 출신 선생님들은 청운의 꿈과 보장된 미래를 위해서 모든 것을 감수했는데 면허증을 취득한 후의 너무도 황량한 치과 현실에 심리적 공황 상태일 것이다. 개원을 준비하던 선생님들은 자금, 장소, 장기 불황 등에 꿈을 잃어가고 있다. 막 개원하신 원장님은 돌아오는 월급날이 점점 두려워지고 잠도 오지 않는 날이 많을 것이다. 모교 발전기금을 모금하러 다니는 교수님도, 발전 기금을 내는 동문도, 내지 못하는 동문도 모두가 마음이 편하지는 않을 것이다. 오래 개원하신 원장님들은 10년 전에도 5만원 하던 스케링 비용이 만원을 지나 꽁짜까지 변하는 것을 직접 몸으로 체감하며 하얗게 변해가는 머리카락 수만큼이나 미래에 대한 막연한 불안감이 쌓여만 간다.

그럼 왜 바뀐 것 일까? 그리고 많은 것이 바뀌었는데도 여전히 명절만 되면 모이는 이유는 무엇 때문인가? 치과계의 현실은 바뀌었는데도 과거의 찬란했던 추억에 대한 미련을 버리지 못하는 이유는 무엇인가? 현시대는 수입원의 다양화로 추석의 경제적 보상이 없어졌다. 아니 경제적 손실이 더욱 가중되고 거기에 원치 않는 육체적 정신적 노동이 강요까지 하기 때문이다. 따라서 현대적 의미로 본다면 추석은 없어지는 것이 옳다. 심층 심리학에서 융은 인간의 무의식을 개인과 집단으로 나누었다. 개인 무의식을 콤플렉스라고 하고, 집단적 무의식에는 源形(Archetype)이 존재하며 그것이 의식과 행동의 원천이 된다고 하였다.[주 4)] 이 이론에 의하면 수많은 침략

주 4) 참고문헌 2. 재미있는 심리학 입문 : 전파과학사. 1997년(49p)

속에서 恨서리도록 끈질기게 살아남은 원천적인 민족적 정서가 한국사람의 의식 속에 더욱 강하게 원형으로 존재할 것이다.[주5)] 결국 이로 인하여 한국인은 영원히 추석에 모이게 될 것이다. 그리고 그 집단무의식 원형과 개인의 콤플렉스와의 충돌이 위와 같은 부조화를 만들어 냈다고 생각한다. 그리고 정반합에 의해 언젠가는 개인의 콤플렉스가 원형에 합류될 것이다. 즉 언젠가는 다시 모두가 행복할 수 있는 새로운 형태의 추석 문화가 만들어질 것이다. 동양사상에 달은 해가 있음에 가치가 있다. 해는 변하지 않음이 그 자랑이라면 달은 항상 변하지만 또 다시 돌아옴이 자랑이다. 하루가 다르게 변해가는 현실에 "지구야 어지러워 내리고 싶다"라고 외치고 싶은 마음이 간절하다. 그러나 달과 같이 변하는 중에도 변하지 않는 것이 있는 것이 이치다. 치과의사도 이런 변화의 흐름을 피해갈 수는 없다. 저항할수록 더 힘들어질 것이다. 과거의 찬란한 추억 속으로 돌아가는 심리적 퇴행이 일어나거나, 시간이 과거에 멈추길 바라면 심리적 고착이 생길 것이다. 차라리 "피할 수 없으면 즐기라' 는 말대로 문 앞에 새로 생긴 치과로 인해서 환자가 줄어들었다면 하루는 진료실에서 나와 산에 오르며 항상 변하지 않는 지혜를 배움이 어떨지?

주5) 참고문헌 8. 원형과 신화 : 이유정 저, 분석심리학연구소. 2008년 (55~70p)

19 "마음속에 무엇을 넣고 계신가요?"

대부분의 선생님들이 치료하다가 잘못해서 기구로 환자의 입술을 찔러 본 경험이 있을 것이다. 필자의 경험을 보면 일년이면 한 두번은 꼭 있었던 것 같다. 그때마다 미안하다고 사과할 때 환자들은 다양한 반응을 보인다. 심하게 분노하는 사람, 그냥 그럴 수 있다고 생각하는 사람, 너무 미안해하지 말라고 오히려 위로해 주는 사람 등등. 결국 사람에 따라서 반응이 다름을 알 수 있다. 따라서 나도 심하게 분노하는 사람에게는 반복해서 사과하고, 위로해 주는 사람에게는 "일년에 딱 한번 실수 하는데 오늘이 그날이네요, 죄송합니다"라고 농담을 하곤 한다. 그럼 왜 이런 다양성을 보이는 것일까?

간단히 말하면 '마음속에 무엇이 들어 있는가?'와 '심리구조가 얼마나 강하냐?'에 있을 것이다. 마음속에는 각자 살아온 시간들의 경험이 조각 조각 들어 있다. 그래서 심리학에는 "사람들 마음에 있어서 과거는 극약이다"라는 말이 있다. 과거의 아픈 기억들이 마음속에 깊이 들어가 잠재해 있다가 그와 유사한 자극을 받으면 다시 마음 밖으로 떠오르며, 이때 사람들은 이에 과민하게 반응을 하게 되는 것이다. 따라서 동일한 자극임에도 불구하고 사람마다 다양한 반응을 보이게 된다. 이는 결국 각자의 과거의 경험이 모두 다르기 때문이다. 예를 들면 남성들이 배우자를 고르거나 이상적인 여성상을 설명하는 것을 보면 어머니를 닮거나 유사한 경우가 많다. 남자아이가 어려서 최초로 사랑을 느낀 대상은 엄마이지만, 반면 동성이며 최대의 경쟁자인 아빠와 같이 잠자기 위하여 본인을 밤마다 다른 방에 거세시키는 아픔을 주었던 최초의 배신자 또한 엄마이며 사랑하는 여자였기 때문이다. 어느 날 갑자기 매력을 느끼는 이성이라도 자세히 분석해본다면, 기억 한구석에 이루지 못한 첫사랑의 아픔인 엄마와 어떤 연관성을 지니고 있다. 따라서 모든 남자들이 예쁜 여자를 좋아하는 것은 동물적 우성학적인 이유라고 한다면 예쁘지 않은데도 개별적인 매력을 느끼는 것은 심리적인 무의식의 작용이라고 볼 수 있다. 이와 같이 개개인 마다 본인의 마음속에 무엇이 있는지 자각하기도 하고 모르기도 한다. 어떤 이의 의식적인 행동은 이해하기 쉬우나 무의식에 의해 유도된 경우에는 이해하기 정말 어렵고 그것이 마음속 깊이 들어가 있을수록 더욱 찾아내기 어렵다. 이런 이유로 프로이드는 그 무의식속의 것을 의식으로 끌어내기 위한 방법으로 무한한 사랑이 필요하다고 생각하였다. 따라서 그는 환자를 대할 때 가슴에서 우러나오는 무한한 사랑을 기본 바탕으로 대화를 하였다. 이런 방법을 통한 열린 대화 속에서 환자의 마음은 방어가 사라지고 열리게 되며, 무의식 속에 침잠되어 있던 것들이 의식 밖으로 나올 수 있게 하였다.[주 6)]

싸이코쏘메틱한 환자의 경우에는 이중삼중으로 마음을 방어하게 된다. 그리고 이렇게 방어가 심한 사람과 같이 지내면 자동적으로 상대방도 비슷하게 방어하는 구조를 지니게 된다. 따라서 방어가 심한 엄마 밑에서 자란 아이들이 뺀질뺀질하게 된다.

말이든 행동이든 표현되지 못한 것(스트레스)들은 심리구조가 약할수록 안으로 들어가기 쉽다. 그리고 이렇게 들어간 것들은 심리구조가 약할수록 감정이 증폭되기 쉽고 또한 그것들이 모이면 분노로 바뀐다. 아니면 병이 된다. 따라서 누군가가 어떤 사건에 대해서 생각보다 과도하고 심하게 분노를 표출했다면 그는 심리구조가 약한 사람이다. 또한 마음의 병을 지닌 사람이라면 그는 말이나 행동으로 표현을 잘하지 못한다. 그러나 히스테리는 조금 다르다. 히스테리의 어원은 여성의 자궁이란 뜻에서 시작되었다. 즉 생리적인 현상에 따라서 감정의 변화가 심하게 오는 여성이란 의미를 내포하고 있다. 순수하게 심리적인 것뿐만 아니라 생리적인 것을 포함한 것이다. 물론 심리구조가 약한 여성일수록 더 심하게 나타날 수는 있다. 따라서 와이프의 잔소리에 조금 더 너그러워질 필요가 있다.

주 6) 참고문헌 2. 재미있는 심리학 입문 : 전파과학사. 1997년 (149~152p)

20 "현대인으로 산다는 것"

또 한 명의 여자 아나운서가 목숨을 던졌다. 참 안타까운 일이다. 자살 급증의 근본적 원인을 생각해 본다. 적응력이 가장 뛰어난 바퀴벌레나 개미등은 수천년을 살아왔다고 한다. 이에 비할 바는 아니지만 인간도 적응력이 풍부한 동물이므로 부적합한 환경에 놓여도 그 환경을 변화시키거나 적응함으로써 지구상에 생활권을 확대하다 못해 이젠 파괴를 하고 있다. 그리고 고도 발달이 만들어낸 현대 사회는 인간의 적응 능력을 훨씬 초과한 스트레스 환경을 만들어 놓았다. 이런 환경은 신체적으로는 위괘양이나 고혈압, 두통등의 신경증을 만들기도 하고 정신적으로는 알콜중독이나 우울증, 자살 등을 선택하게도 하며 가족 관계에도 영향을 미쳐서 이혼 급증, 청소년 비행, 노인 학대등의 문제를 만들기도 한다. 심리학에서는 현대인을 과중한 스트레스를 받으면서 겨우 바다에 떠있는 존재이며, 이를 극복할만한 기분 전환이나 스트레스를 풀 수 있는 방법이 없어지면 즉시 심리 이상의 바다에 빠진다고 설명한다. 이미 선진 공업화 사회가 만들어내는 스트레스로 인한 마약중독, 범죄증가, 자살 등의 사회 병리 현상은 잘 알고 있다. 우리 사회도 빠르게 변화함에 따라 수 많은 병리 현상이 나타나고 있다. 자살률 세계 1위, 이혼 증가율 1위라는 것만 보아도 얼마나 심한 스트레스 속에 살고 있는지를 알 수 있다. 따라서 정신 이상에 이환되기도 쉽다. 정신 이상은 크게 신경증과 정신병으로 나눌 수 있고 정신병은 70%정도가 분열증이고, 30%정도가 조울증, 알콜 의존증 등의 중독 정신병이 있다. 일생동안 어떤 병에 걸릴 가능성을 평생 유병율이다. 정신 분열병 경우에는 이 평생 유병율이 총인구의 1%에 달한다. 즉 정신 분열병은 백 명 중에 한명 꼴로 누구라도 걸릴 수 있는 비교적 흔한 병이다. 강박증. 히스테리 등 각종 신경증, 편집증 등 각종 정신 질환을 합하면 누구나 평생 한번은 정신병에 걸릴 확률이 있을 정도다. 또 1년 동안에 정신 분열병에 처음 걸리는 환자 수는 대략 총 인구의 0.025-0.05% 정도다. 즉 매년 3천

명 중에 1명 꼴로 새로 환자가 생겨난다. 신경증에는 아무리 검사해도 이상이 없는데 여러 가지 증상을 끈질기게 호소하는 신체화 장애, 아무 이유 없이 이러지도 저러지도 못하는 초조감과 불안발작을 일으키는 불안 장애, 손을 몇 번씩 씻어도 마음이 놓이지 않는 공포의 강박증 등이 있다. 이렇게 많은 사람들이 정신 분열병으로 고통받고 있는데도 많은 사람들은 이 병을 대단히 드문 질환으로 생각한다. 가장 큰 이유는 바로 병에 대한 사회적 편견 때문에 환자나 가족이 병을 숨기기 때문이다. 정신분열병은 누구라도 걸릴 수 있는 비교적 흔한 병이다. 다만 병을 숨기기 때문에 쉽게 눈에 띄지 않을 뿐이다. 더불어 치료가 이루어지기 힘들어 더욱 큰 문제를 안고 있고 자살이 급증하는 것이 현실이다.[주7)]

이와 더불어 필자는 치과 진료실에서 두 가지의 문제를 생각한다. 첫째는 의사의 정신 건강이다. 미국과 유럽의 의사 자살률을 조사한 메타분석에 따르면 남성 의사는 일반 남성에 비해 1.4배, 여성 의사는 일반 여성의 2.3배로 높았다. 외과의사 16명 중 1명이 과거 1년간 자살 시도를 생각했다고 응답했지만 대부분은 정신과를 찾지 않았다. "의사가 받는 스트레스와 업무로 인한 스트레스로 심신(心身)의 에너지가 쇠진하는 탈진 증후군(burnout syndrome)은 공중보건 문제로 나타나고 있지만 이 문제에 대한 연구자금 지원기관이 없는 상황"이라고 보고 된 바 있다. 결국 의사도 정신병에 이환되기 쉬운 직업이다. 둘째는 정신 문제가 파악되지 않는 환자이다.

내원하는 모든 환자를 보아야 하며 치료하는 의사의 판단과 경험에 의존해야하기 때문이다. 필자도 20년 이상 환자를 보았는데 요즘 질환의 경중을 떠나서 치료를 한다는 것이 점점 조심스럽고 두려워진다. 철없던 시절을 생각하면 아찔하기만 하다. 그때는 환자들이 무던했던 것이 고마울 뿐이다. 옛날의 추억을 그리워하는 바보가 되어가며 오늘도 마음을 추스리고 조심스럽게 진료실로 향한다.

주7) 참고문헌 2. 재미있는 심리학 입문 : 전파과학사. 1997년 (210~216p)
6. 현대이상심리학 : 권석만 저, 학지사. 2008년

21 좋은 엄마란?

자식을 기르는 부모들은 기본적으로 자신들이 먹이고 입히는 것에 있어서는 본인들의 역할을 아주 잘 알고 있다. 심지어는 그 이상으로 좋은 것을 먹이기 위하여 비싼 분유를 사고 고가의 브랜드임에도 불구하고 마다하지 않으며 아이를 위하여 최선을 다한다. 그런데 안타까운 것은 아이에게 부모가 심리적으로 무엇을 어떻게 해주어야 하는지 잘 모르는 것이 현실이다. 아이들이 어떻게 심리 변화를 겪어 나가는지에 대해서 무지에 가까워 심리적으로 방치되므로써 불안 증세나 성격 장애를 가진 아이들이 생길 수 있다는 얘기다. 그럼에도 사회에서 아직도 육아 교육 속에 엄마들의 심리적 역할을 교육하는데 있어 그 중요성이 간과되고 있음이 참으로 안타깝다.

심리학에서 인간은 태어나서 3세 때부터 '나' 라는 존재감(identity)이 생긴다고 말한다. 위니컷이라는 심리학자에 의하면 아기가 태어나서 자신의 주장에 대한 엄마의 반응을 통하여 좋은 엄마에 믿음이 생기며 이것은 심리 구조를 튼튼히 하는데 매우 중요하다. 엄마는 안아주기, 얼러주기, 대상주기 등으로 아이를 돌본다. 이를 통하여 초기에 아기는 엄마와 본인을 동일시하게 된다. 그러나 점차적으로 엄마가 제시하는 다른 대상(인형, 타올등)을 통하여 엄마와 분리되며 엄마 역할이 다른 대상으로 치환되면서 점차 자신의 존재성을 파악하게 된다. 이 과정에서 좋은 엄마의 역할은 이런 분리될 때의 불안과 아픔을 심리적인 끈을 유지하며 지속적인 반응을 통하여 안심시켜주고 지켜준다는 믿음을 주는 것이다. 그리고 그 방법에는 놀이가 있다. 놀이는 삶의 본질이고 중요한 요소이다. 놀이를 통하여 아이들은 건강한 상상을 하고 그 속에서 즐거움을 느끼고 건강한 정신을 유지하게 된다.

아이들은 대부분 자기 중심적(egocentric)사고를 한다. 즉 앞산을 보며 "저 산이 왜 있지?"하고 물으면 "아빠랑 산보가라고 있어!"라고 답한다. 또한 아이들은 사고가 서로 통합되지 않고 각각 존재한다. 분열성을 지닌다. 즉 소위 말하는 정신 분열증 또한 이런 아이들과 같이 사고가 통합되지 않고 각각 분리되어 있는 경우를 말한다. 이런 분열적 요소는 꿈이나 환상을 현실과 구분을 못하는 것이다. 아이들이 꿈에서 아빠가 때렸다고 말하면서 현실과 꿈을 구분 못하는 경우가 이런 예이고 게임에 중독된 아이들도 비슷한 현상을 보인다. 아이들은 인간 관계 속에서 성장을 하면서 점차적으로 꿈과 현실을 구분하며 사고를 통합하는 능력이 배양되어 진다.

모든 인간 관계는 반응이다. 반응은 여러가지를 포함한다. 칭찬도 있지만 싸움도 있다. 다만 싸움은 좋은 싸움이 필요하다. 예를 들어 아이가 늦게 귀가했다는 이유로 싸움을 하고 나서 다음날 아침에 서로 미안한 마음이 들거나, 내가 조금 심했나 하는 생각이 들면 그 것은 발전적인 에너지의 싸움으로 좋은 싸움에 속한다. 이런 좋은 싸움은 '반응' 으로 심리적으로 안정되는 효과를 낸다. 반면 서로 미워지거나 말을 하지 않는 결과가 되었다면 이는 나쁜 싸움으로 더욱 심리적으로 불안정화를 초래하게 된다. 이는 아이 뿐 아니라 부부지간, 친구지간에도 모두 해당된다. 그리고 친한 관계 일수록 그 후유증이 크다. 이와 같이 지속적인 반응으로 믿음을 주는 것이 가장 중요한 엄마의 역할이며 이를 통하여 아이는 심리적으로 안정되고 튼튼한 구조를 지니게 된다.

좋은 부모란 아이들과 놀아주는 부모이고 좋은 남편도 놀아주는 남편이다. 놀이에는 게임을 같이하는 것도 있지만 서로 이야기하는 것도, 좋은 싸움을 하는 것도 모두 놀이의 한 종류이다. 그러기 위해서는 우선 서로 마음의 끈이 잘 연결되어 있어야 한다. 그래야 놀이를 통해서 더욱 심리적으로 강해 질 수 있다. 독자 분들은 마음의 끈을 잘 잡고들 계신지요? 그렇다면 마음 놓고 싸우셔도 됩니다. 아니라면 화를 참고 마음의 끈을 연결해야 합니다.

22 "안녕하세요?"

한국인에게 있어서의 가장 대표적인 인사말이다. 영어나 일본어는 시간에 따라서 인사말이 달라진다. good morning, 오하요고자이마스는 아침 인사이고 저녁엔 good evening, 곤방와이다. 그런데 우리는 언제나 "안녕하세요?"이다. 安寧의 의미는 편안할 安에 강령할 寧이 합쳐진 것으로 편안하고 무사하냐는 의미다. 좀 노골적으로 표현하면 '간밤에 죽지 않고 살아계셨습니까?'의 의미다. 우리나라는 지금도 마찬가지지만 지정학적인 이유로 인해 역사적으로 사흘에 하루는 전쟁을 치르며 살아왔다. 더불어 먹을거리도 없이 가난하게 살아왔다. 특히 가을에 농사지은 것이 다 떨어지고 새로 심은 보리가 영글 때를 기다리는 보리고개의 시기는 참으로 가혹했다. 결국 밤사이에 굶어 죽는 사람들이 너무 많아서 아침에 확인하는 말이 "안녕하셨어요?"이다. 불과 30년 전, 필자가 초중고생일 때는 '식사는 하셨나요?'가 인사말이었던 시절도 있었다. 이 역시 하루 세끼를 먹기 힘들던 시절이어서 생긴 인사말이였지만 성공적인 근대화와 현대화를 거치면서 "식사하셨나요?"의 인사말은 없어지고 "안녕하세요?"가 영원히 존속할 말로 자리를 잡은 것을 보면 유구한 역사 속에 얼마나 깊은 아픔이 있었는지 짐작이 된다. 그러나 비단 우리만의 이야기는 아니다. 필자가 유학했던 일본의 동북지방엔 나무 인형인 코케시라는 유명한 토산물이 있고 선물로 많이 주고 받는다. 그런데 그 인형의 유래는 참으로 가슴이 아프다. 옛날에 일본에서 동북지방은 참으로 가난하고 못사는 지방 중의 한 곳이었다. 따라서 집에 먹을 것이 없어서 낳은 아이를 제대로 기를 수가 없었다. 그래서 아기를 받는 산파가 아이를 처리하곤 하였는데 아이를 포기한 엄마가 죄책감에 나무인형을 만들고 아침 저녁으로 사죄하였던 것이 유명한 토산물 인형이 된 것이다. 가난은 많은 아픔을 준다. 한반도에 태어난 사람들 중에서 전쟁을 한번도 겪지 않은 사람은 우리 세대가 유일하다. 가장 행복한 시대를 사는 혜택 받은 사람들이다. 그러나 다르게 말하면 가장 적은 자극을 받고 자라서 생존력 또한 가장 적다고 할 수 있을 것이다. 밟혀도 밟혀도 다시 자라나는 잡초의 생명력이 우리의 역사였다. 현대의 우리는 정신적으로도 체력적으로도 가장 연약할 것이다. 얼마 전 신문에서 요즘 치과의사들이 돌연사가 증가되고 있고 주변에 암으로 돌아가시는 분들도 증가되었다. 예전에 직업간의 사망시기를 분류한 것이 있었는데, 정치가, 종교인이 70~80세로 가장 오래 살고 연예인과 운동인이 60~70세, 치과의사가 50~60세로 가장 낮았다. 이를 보더라도 치과의사란 직업이 참으로 스트레스가 많은 직업이란 걸 알 수 있다. 어떤 직업이든지 20년 정도 종사하여 40~50대가 되면 그 분야에 숙련되어 달인의 경지에 올라 직업상의 스트레스가 줄어야하는 것이 정상이다. 그런데 우리는 어떠한가? 대학 때 배우지도 않았던 임프란트가 도입되어 그것을 배우고 실습하느라 달인의 반열에 오를 나이에도 가슴 졸이며 강연회를 찾아다닌다. 끊임없이 무엇인가를 배워야하는 고달픈 직업인 것이다. 우리가 언제 달인의 경지에 올라 머리가 아닌 손이 일을 해주는 날이 올 것인가? 영원히 오지 않을 지도 모른다. 요즘 "안녕하세요?"는 그야말로 우리 치과의사에게 가장 어울리는 인사말이 아니가 싶다. 그럼 어떻게 우리가 안녕할 수 있을까? 심리학자이며 노벨문학상 수상자인 러셀은 "욕망이 사람들의 행복을 방해한다"라고 정의 하였다. 결국 스트레스를 줄이려면 욕심을 줄여야 한다는 말이다. 앞집에서 벤즈를 사도 내 차를 바꾸고 싶은 마음을 안가지면 가장 행복할 것이고, 아니면 생각이 들더라고 행동으로 실행하지 않는 사람은 최소한 불행해지지는 않을 것이다. 그러나 실행에 옮기는 순간 우리가 유니트에서 벗어나는 것은 점점 불가능하여 질 것이고 신환의 수를 체크하고 그 달 지출되는 기공비에 울고 웃게 될 것이다. 어짜피 해야할 것이라면 즐기는 것이 좋고 즐기기 위해서는 매이지 않아야 한다.

23 아이들 생각을 아시나요?

주변에 많은 사람들이 장기든 단기든 한번씩 외국에 다녀오는 것이 유행처럼 번지던 시절이 있었는데 요즘은 많이 수그러든 듯하다. 하지만 아직도 많은 수의 학생들이 한국의 교육 현실을 피해서, 혹 영어공부를 위해서 조기 유학을 떠나가고 있다. 이로 인해 과거의 대가족에서 핵가족을 지나 이제 가정은 개인 단위로 변형되기에 이르렀다. 이런 교육 현실 속에서 자라는 우리 아이들이 단지 한국에서 태어났다는 이유만으로 겪어야 할 문제와 잃어버린 권리가 무엇인지 한번 생각해 보자.

후진국과 개발 도상국 시절을 겪은 우리 부모들은 남보다 잘 살아야한다는 생각을 주입 받았고 우리 역시 그런 생각으로 아이들을 지도하려 했다. 그러나 우리 부모들이 국민소득 천불 시대를 살았다면 우리 아이들은 2만불 시대를 살고 있다. 천불 시대의 아이들은 남들과 경쟁해서 이겨야 먹고 살던 시대였다. 즉 생존의 시대였다. 그러나 지금은 2만불 시대이고 이 시대는 생존의 시대가 아니라 복지의 시대이다. 행복을 추구하는 시대인 것이다. '어떻게 해야 잘살까' 가 아니라 '어떻게 행복하게 살까' 가 화두인 것이다. 우리의 아이들은 복지의 세상을 살면서 생존의 생각을 지닌 부모 밑에서 시대적 컨셉의 괴리 속에서 신음하고 있다. 아직도 아이들은 부모로부터 남보다 나아야한다고 강요받고 있다. 사실 이 아이들은 어떻게 행복하게 살까를 생각해야 하는 시대를 살고 앞으로도 그런 세상을 살 것이기 때문이다. 얼마 전 한국 최고의 그룹 부사장이 업무에 대한 자신의 능력이 부족하다고 생각해서 자살을 했다고 한다. 다시 한 번 행복이 무엇인지 생각하게 만든 사건이었다.

국민소득에 따라서 팔리는 아이스크림의 종류가 다르다고들 한다. 5천불 이하 시대엔 아주 단 아이스크림이 많이 팔리고 만불 시대엔 베스키라빈스 31처럼 당도는 떨어지지만 다양한 것이 팔리고 15000불 시대엔 하겐다즈처럼 고급성이 있는 것이 팔리고 2만불 시대엔 당도가 낮으며 컨셉이 있는 것이 팔린단다. 아이스크림도 이럴 진대 사람이야 말할 것도 없겠지만 불행히도 전혀 변하지 못하는 것도 사람이다. 우리 아이들은 우리의 축소판도 아니고 또 되어서도 안 된다. 또한 우리가 이루지 못한 것에 대한 미련의 대타여서는 더욱 안된다.

결국 지금의 아이들은 방향 없는 정부의 교육 정책, 부모의 기대감, 생각 없는 막연한 무한 경쟁, 대화 없는 가정(본인이 존재감을 확인할 수 있는 반응의 부재)이라는 최악의 조건 속에 놓여 오로지 남을 이기고 공부만 잘하길 강요당하고 있다. 이런 환경 속에서 어떻게 제대로 된 사고와 사회성을 지닌 어른으로 성장할 수 있을까 생각하면 밤에 아무 장비 없이 지뢰밭을 걸어가는 아이를 보는 듯 하다.

세상은 변하였는데 변하지 않은 부모들이 아이들의 갈 걸음을 막고 있다. 행복이 무엇인지 모르는 부모들이 아이들에게 미래를 강요하고 있다. 비행기가 무엇인지 모르는 부모가 미국 여행가는 것을 걱정해 주며 길안내를 하는 것과 같은 이치다. 이제 아이폰4가 나오고, 줄을 서서 기다리는 사람들을 핸드폰 하나 구입 하는데 왜 그런 수고를 하는지 이해가 되지 않는다면 다시 한 번 자신을 돌아보아야 할 것이다. 어느 시대를 살고 있는지... 한가지 확실한 것은 부모가 어느 시대를 살든 상관없이 아이들은 최첨단의 시대를 살고 있다는 것이고 부모가 모르는 만큼 아이들과의 갭은 더욱 커질 것이다.

"우리 아이가 그럴 리 없어요"라 말하기 전에 부모들이 빠르게 변해가는 세상과 얼마나 같이 호흡하며 살고 있는지 되돌아볼 필요가 있다. 아이들이 "우리 엄마 아빠요? 말 할 필요 없어요. 대화가 안되거든요!" 라고 말하지나 않는지...

독자 중에 "쩐다!"라는 말의 의미를 모르시는 분이 혹시 계시지나 않는지요?

24 立秋의 斷想

어느덧 글을 쓰기 시작한지 2달이나 지났다. 오늘은 진료실 밖의 이야기를 해보고 싶다. 치과 유리창 넘어 보이는 강변역에 전철이 지나가는 것을 보면 '강변역에서' 라는 詩가 문득 생각난다. 立秋가 지나선가 보다. 오늘은 末伏이다. 아주 더운 여름을 三伏더위라고 하였다. 삼복은 초복, 중복, 말복으로 나누고 그날을 복날이라 하고 삼계탕이나 보신탕을 먹어 더위를 이기고자 했다. 初伏은 하지가 지나고 3번째로 천간에 庚(金)이 오는 날이고 10일 뒤에 다시 오는 庚(金)날이 中伏이다. 그리고 末伏은 立秋가 지나고 처음에 오는 庚(金)날로 정해져 있다. 그럼 왜 伏이란 말을 썼을까? 伏이란 항복하고 엎드린다는 뜻이다. 그럼 누가 엎드린다는 것일까? 일부 문헌상에는 오행중 金의 기운이 여름의 뜨거운 복날에 견디지 못하고 火克金 되어 金의 기운이 약해 졌다고 말한다. 하지만 엄밀히 따져보면 조금은 다르다. 火의 기운을 다스리는 것은 두가지가 있다. 빛을 막는 데는, 빛을 가리는 土나 불을 끄는 水를 사용하지만 열기를 다스릴 때는 金의 기운으로 그 열기를 식히는데 금의 기운 중에서 가장 강한 것이 庚(金)이기에 가장 더운 여름의 열기 속에서 그나마 그 열기가 가장 많이 식을 수 있는 날이 庚이 오는 날이다. 따라서 그날이 열기가 주춤할 수밖에 없으니 필자의 생각으로는 더운 열기인 火의 기운이 伏(수그러드는) 하는 날이 아닌가 한다. 복날에 충분히 영양을 보충하는 것도 우리 선조들의 철학적인 지혜가 담겨져 있다. 삼계탕의 닭은 酉이며 오행 상으로는 金이니 이 또한 열기를 다스리고, 개고기는 戌인 土로써 역시 화기를 차단하는 효과가 있으니 이 역시 오묘하다. 돼지고기는 水의 기운으로 열기가 너무 강할 때 물을 부으면 폭발하므로 배탈 날 가능성이 있어 오행 상으로는 복날에 추천할만하지는 않다. 초복과 중복은 10일 간격이고 말복은 중복과 상관없이 입추를 기준으로 하여 그 날이 일정하지 않지만 立秋에 여름 열기의 의지가 꺾이고 처음 오는 庚날인 말복에서 그 기세가 정점에서 하락세로 변한다.

동양철학의 기본사상은 人乃天이다. 사람이 즉 하늘이기 때문에 가장 귀하다고 하였다. 그리고 하늘이 즉 사람이기에 천기가 바뀌면 사람의 마음도 바뀌게 되는 것이다. 따라서 여름에는 늘어지고 가을이 되면 수렴이 되어 정신 집중이 잘되므로 독서의 계절이란 표현을 쓰기도 하는 것이다. 모든 일에는 제일 먼저 뜻과 의지가(음양) 생기고 그 후에 현상(오행)으로 나타난다. 입추는 가장 뜨거운 여름의 끝자락이지만 그 속에 가을을 향한 의지가 생기는 날인 것이다. 그리고 추분을 지나며 체감할 수 있는 가을이 시작된다. 그러나 입추에서 말복을 지나기까지의 더위는 실로 맹렬하다. 새벽이 오기 직전이 가장 어두운 것 처럼 말이다. 시련을 견뎌야만 결실이 생기는 자연의 법칙인 것이다.

이제 여름이 가고 가을이 온다. 처음 치과의사 되었을 때 어떤 선배님이 "홍시가 익어갈 때, 치과의사의 얼굴도 익어간다."라고 하신 말씀이 기억난다. 홍시가 익을 즈음 추수기가 되어 환자들이 너무 바빠서 치과 외래가 한산해지니 치과의사들이 답답해서 얼굴이 붉어진다는 표현이었다.

요즘 계속되는 경기 침체기이다. 서민 경제가 힘드니 치과 지표도 좋을 수 없다. 특히 서민의 마음의 고향인 집 마련이 어려우니 모든 서민의 마음도 어렵다. 더불어 치과의사의 마음도 어두울 수밖에 없다. 쉽사리 해결될 기미가 보이지 않는다.

그러나 계절이 바뀌며 결국 사람의 마음도 바뀌니 이때 차라리 조금 넉넉해지면 좋지 않을까 생각한다. 立秋를 맞이하여 새로운 마음으로 긴 겨울을 준비하면 좋겠다. 치과를 잠시 잊고 그림을 그리거나 음악을 감상하거나 밀려 놓았던 일이든, 무엇인가 마음을 풍성하게 할 수 있다면 좋겠다 .

25 辛卯年을 시작하며 새해 복 많이 받으세요.

2011년 새해가 시작되었다. 지난해는 庚寅년이었고 올해는 辛卯년이다. 신묘년은 토끼년이다. 그런데 토끼는 다양하다. 산토끼, 집토끼, 검은색 토끼, 흰토끼 등등... 그 중에서도 辛이란 금속을 의미한다. 따라서 신묘년은 금니를 해 넣은 토끼다. 물론 금니가 될 수도 있고 포셀라인이 될 수도 있고 요즘이라면 임프란트가 될 수도 있다. 결론적으로 만화에 나오는 앞니 두 개가 두드러진 토끼 해인 것이다. 따라서 치과의사들에게는 희망적인 한해가 될 수 있다. 그러나 이빨이 나온 토끼는 예뻐 보이기도 하지만 미워 보일 수도 있다. 그래서 놀림을 받기 쉬운 면도 있다. 올해는 남들이 놀리기도 하지만 내가 남을 놀릴 수도 있으니 자중하면 좋은 해가 될 것이다. 동양철학으로 보면 지나간 해인 경인년은 陽년이라면 신묘년은 陰년이다. 즉 작년이 양의 기운으로 굵직굵직한 큰일들이 많이 벌어진다는 의미라면 올해는 작은 일들이 구체적으로 벌어진다고 볼 수 있다. 辛의 의미는 음의 金의 성질로 차가움, 날카로움, 예리함 등이고 卯는 음의 木의 성질로 여린 새싹을 의미한다. 즉 차가운 겨울金의 성질이 따스한 봄의 木기운을 누르고 있다. 따라서 올해를 그림으로 그리면 얼어 붙은 차가운 땅에서 올라와야 할 새싹이라고 볼 수 있다. 영국의 시인 T. S. 엘리엇의 '황무지'란 시에서 "4월은 가장 잔인한 달, 죽은 땅에서 라일락이 피고"와 같이 차가운 땅을 뚫고 올라와야 하는 여린 싹의 안쓰러움이 가장 적절한 표현인 해일 것이다. 하지만 돋아나는 새싹은 봄이 지나고 있음과 곧 여름이 다가 올 것을 암시한다. 여름엔 새싹이 크고 무성하게 자랄 수 있다. 즉 현재는 어렵지만 가까운 미래에 큰 희망이 있다. 또한 땅속(卯)은 봄인데 땅위(辛)는 차가운 얼음이다. 안은 따스함이 있으나 밖은 차갑다. 이를 사람의 마음으로 본다면 본인이 생각은 봄인데 남들은 차갑게 느낄 수 있으니 본의 아니게 오해 받을 수도 있는 해이다. 즉 서로 간에 소통되기 쉽지 않은 해가 될 수도 있다.

이런 金克木의 현상을 해결하는 방법은 오행중의 水(물)를 사용하면 소통이 될 것이다. 水는 지혜이고 원만함이고 배려이다. 만물을 골고루 성장시키는 평등함이 물이다. 또한 물은 스스로 가장 낮은 곳에 처한다. 즉 원만하게 해결하는 것, 상대를 이해해주는 마음, 스스로를 낮추는 이라면 소통이 될 것이다. 따라서 辛卯년은 더욱 서로에 대한 이해와 배려가 필요한 한 해일 것이다.

작금의 치과계를 본다면 참으로 복잡하여 다사다난이란 말로도 다 표현하기 어려울 정도이다. 어떤 선배님의 말씀에 면허받고 치과의사하면서 지금처럼 복잡하고 어려운 적이 없다고 한다. 겨울방학인데도 방학 특수란 단어는 실종된지 오래다. 요즘처럼 환자들이 까다로운 적도 없었다. 이젠 환자들에 병원에서 받아야할 서비스 수준을 미장원에서 받는 것 만큼을 요구하고 마음에 들지 않으면 불만을 토로하는 것 뿐 아니라 인터넷에 본인의 감정을 실어서 인신 공격까지 하는 지경에 이르렀다. 결국 우리 사정과 우리 마음을 알아줄 이는 치과의사인 우리들 자신뿐이다. 치과가 많아지고 말 많은 치과들이 생기는 등등, 좋은 일도 있고 가슴 아픈 일들도 나타나지만 세상사가 다 그러하듯이 변해가는 한 과정일 것이다. 누가 뭐라고 해도 결국은 우리들의 이야기이고 우리들의 자화상이다. 우리가 안고 가야할 아픔인 것이다. 삼성그룹이 신년회에서 10년 뒤에는 현재의 삼성에서 만드는 제품이 하나도 남지 않을 것이란 이야기를 했다고 한다. 거기에 비하면 우리는 10년 뒤에도 교정치료, 보철치료를 하고 있을 테니 그들에 비해서 행복하다고 자위해 본다. 이제 시작하는 금니를 해 넣은 토끼해가 치과의사들에게 좋은 해가 되길 기원한다.

26 재스민 향기

연평도 사건이 세상을 시끄럽게 하던 때였다. 졸업한지 얼마 되지 않은 선생님들과 식사를 하다가 필자가 대학 시절에 전방 입소하여 무척이나 춥고 참 고생을 많이 했다고 하자, 젊은 선생들이 “전방 입소가 뭐여요?”하고 되물었다. 대학 시절에 교련과목 중 필수 과정이었다고 하자, 답변은 더욱 가관이었다. “대학 때 교련도 받았어요?”하고 다시 신기한 듯이 무슨 옛날이야기 하듯이 되물어 본다. 그때 필자의 마음은 요즘 말로 “헐”이었다. 그리고 머릿속에는 ‘아!’ 하는 탄성과 시대가 얼마나 많이 변했는지 느꼈다. 또한 필자는 요즘 대학생들이 교련 과목이 없다는 사실을 처음 알게 되었고, 젊은 선생님들은 우리 시대에 1주일간에 전방 체험을 위한, 아니 데모 방지를 위한 일환으로 진행된 프로그램으로 대학생들을 전방으로 보내서 혹독한 군사훈련을 시키던 시절이 있었다는 것을 처음으로 알게 되었다. 결국 동시대를 살고 있으며 서로 간에 당연하다고 느끼던 것이 서로 다른 생각과 체험과 삶을 살고 있다는 것을 인식하는 순간이었다. 미래 학자 엘빈토플러는 ‘제3의 물결’에서 time skipping 이라고 표현한 적이 있다. 비록 동일한 공간에 살고 있다고 할지라도 서로가 시간적으로는 다른 시대 속에 살고 있다고 표현하였다. 선진국은 현재를 살고 있지만 아프리카와 같이 문명화되지 않은 곳은 과거 속에 살고 있다고 하였다.

요즘 뉴스의 대부분은 중동의 재스민 혁명이 주류를 이루고 있다. 튀니지에서 대학을 졸업하고도 취직이 되지 않아서 노점상을 하던 청년이 그 것 마저도 정부의 단속으로 못하게 되자, 모든 방법을 찾아 노력하였으나 부패한 나라의 상황에서 너무나도 무력한 자신을 보고 자신이 할 수 있는 것이 더 이상 아무 것도 없다는 것을 깨닫고 분신 자살을 하였다. 이에 공감을 한 국민들이 튀니지 국화인 재스민을 들고 거리로 나오며 재스민혁명이 시작되었다. 이 시위가 얼마 되지 않아 이집트를 넘어 리비아, 예멘, 이란 등 중동과 아프리카로 그 민주화의 열기가 걷잡을 수 없는 불길이 되어 번지고 있다. 그리고 이것은 우리 치과의 문 앞에 까지 와 있다. 중동의 정치적인 불안은 오일 문제를 유발 시키고 결국 경제적인 어려움은 더욱 가중될 것이고 따라서 치과 또한 그 어려움에서 자유롭긴 어려울 것이다. 이미 지구 어디에서 일어나는 일도 바로 나에게 직접적인 영향을 미칠 정도로 세상은 좁고도 빠르고도 너무나도 유기적으로 연결되어있는 것이다. 이 또한 우리만의 문제는 아니고 모두의 문제이니 역시 참고 견디어야 할 수밖에 없을 것이다. 반면 필자의 마음속에는 이번 사태가 참으로 가슴 아프게 다가온다. 5.18이후 최루탄 가스 구름으로 뒤덮인 대학 교정을 지나다니며 수업을 한 날이 많은지 데모를 한 날이 많은지 모르는 시대에, 프락치를 선별하기 위하여 같은 학과 번호 순서대로 데모 진열을 섰고, 선거 투표함을 지키기 위해 학생 감시단으로 파견되었던 일들이 주마등처럼 머릿속을 지나간다. 아마도 전방 입소를 모르는 젊은 선생들은 이 역시 모르는 일들 일 것이다. 필자의 세대가 젊어서 겪은 현장의 모습이 요즘 중동에서 그대로 재현되고 있다. 역사는 반복한다는 말이 증명되고 있는 순간이며 그래서 더욱 그들의 아픔이 가슴속으로 전달되어 온다.

얼마 전 성남 시의원이 동사무소에서 본인을 몰라본다고 소란을 부린 것이 공개된 일이 있다. 그리고 그 의원이 의원 제명 위원회에서 투표를 한 결과가 오늘 부결되었다. 결국 팔이 안으로 굽은 것이다. 아직도 이 땅에서 1960년대의 앵무새 죽이기가 끝나지 않은 것이다. 민주주의를 이루고 기득권층이 없어져야 정의가 살아나니 아직 우리나라도 갈 길이 멀다는 생각에 마음이 아프다. 젊은 세대는 어떤 마음으로 재스민 혁명을 보고 있을까? 제명되지 않은 의원 뉴스를 보고 무었을 생각할까? 비록 민주주의가 피를 먹고 자라는 나무라고 하지만 부디 재스민 향기가 혈향을 누르고 봄바람을 타고 치과 외래에 가득 하길 바란다.

27 "3D, 3M, 3H"

얼마 전 모임에서 지인으로부터 치과의사가 가수이신 분을 안다는 이야기를 들었다. 며칠 전에는 TV에서 치과의사가 격투기에 참가하는 것도 보았다. 치과의사로 벤처 사업을 해서 성공한 사례도 있고, 정치인도 있다. 수녀가 되신 분도 있다. 이렇듯 좋은 이야기도 있지만 치과의사가 진료비를 받고 그냥 폐업해서 문제가 된 안 좋은 사례가 뉴스 방송도 되었다. 치과의사 한둘만 모이면 요즘의 화제는 불법 네트워크 치과에다 덤핑 치과 이야기가 내용의 전부라고 해도 과언이 아니다. 이 모든 것들이 사회가 다변화되고 치과의사 수도 증가하며 치과계도 점점 다변화되어가는 과정이라는 생각이 든다. 물론 과거에도 드물지만 배우도 있고 가수도 있었지만 지금과는 조금 다른 점이 있었다. 과거에는 대부분 치과의사를 접고 방향을 전환한 형태라면 요즘은 취미생활이 확대된 듯한 투잡의 형태를 띠는 것이다. 이렇듯 적응하기 힘들 정도로 빨리 변하는 다변화 사회에서 속에서 가장 힘들어할 세대는 5060세대일 것이다. 그들은 독재에 항거하고 민주화를 이루어낸 주역으로 혜택을 누려야 했지만 시대가 기득권을 인정하지 않으면서 더욱 힘들어졌다. 치과계를 보면, 90년대에 시작된 임플란트 초기 시절엔 수가가 350~400정도 하였고 환자들도 의사에 대한 존경심이 있었지만 지금은 100~150하는 수가에 친절이란 서비스까지 강요당한다. 달콤했던 꿀맛을 보았던 5060세대의 치과의사들은 지금의 치과 현실이 참담하고 그 고통이 단맛을 보지 못한 30대에 비해 상대적으로 클 것이다. 과거에는 오래된 환자들이 친구처럼 세월을 같이하며 치료를 하여 수적으로 병원 경영의 어려움이 없었겠지만 지금은 급격한 치료수가의 하락으로 오래된 환자들이 과거에 지불했던 치료비에 대한 불만감을 표출하는 경우도 증가하여 그 어려움이 가중되고 있는 게 현실이다. 결국은 예상했던 일이지만 덤핑 치과로 인하여 치료 수가가 낮아지며 부작용이 발생되고 그것이 다시 부메랑이 되어 더욱 어려운 현상을 만들 것이다. 지금은 5060세대가 정신적으로 가장 낙담할 것이지만 그들은 이미 어느 정도 이루어 놓았다. 무서움이 없이 일을 벌리는 현세대의 몇몇으로 인하여 그 세대가 결국 가장 힘든 현실을 살게 될 것이다. 그러기에 만류하지만 아마도 그들에는 들리지 않을 것이다. 10년만 지나면 5060세대는 무대에서 힘을 잃어갈 것을, 너무도 빨리 지나갈 것을 알기에 지금 더욱 그 이야기들이 가슴 아프다. 어쩌면 털어버리고 싶은 분들도 적지 않을 것이다. 하지만 그냥 천직으로 받아들이고 지내는 분들이 대부분 일 것이다. 요즘 유행하는 말로 3D가 있다. 보통 3D는 diffcult(어렵고) dirty(더럽고) dangerous(위험하고)를 말하며 2000년대 초반부터 신3D 업종은 디지털(Digital)과 DNA, 디자인(Design)으로 각광 받는 업종을 이야기한다. 물론 가장 많이 듣는 경우는 3D TV이다. 그리고 호주에서는 치과의사가 3D에 속한다는 말도 있었다. 그런데 얼마 전 모임에서 누군가가 자기 소개를 하며 농담으로 3D라고 하였다. 말인 즉 '돈 되는건 다 한다' 라는 이야기 였다. 순간 "우리 치과계도 요즘 그러고 있지"란 생각과 3M이란 단어가 떠올랐다. 치과의사들에는 아주 익숙한 회사 이름이다. 그러나 필자의 머릿속에는 "Money Making Machine"이란 단어로 들려왔다. 과거에 3M으로 사는 치과의사들이 많았다면 요즘은 3D+3M을 위하여 사는 이가 많은 것이 아닌가 하는 의구심이 들 때가 많다. 이럴 때 일수록 3H는 어떨까 생각해 본다. 가슴(Heart), 행복(Happiness), 정직(honesty)이다. 지금의 행복을 위하고 가슴으로 느끼며 미래에 후회하지 않게 정직하게 사는 것이다. 의사에는 세 부류가 있다. 머리로 치료하는 자, 가슴으로 치료하는 의사, 손으로 치료하는 이이다. 우리는 이미 옳고 그름을 아는 어른들이다. 다만 어느 길을 걷는냐는 선택일 뿐이다. 부디 후회하지 않을 길을 걷길 바란다.

28 이젠 상대방을 위하여 넥타이를 맵시다.

“치료 견적이 얼마예요?”, “우리 아이 견적이 얼마나 나오나요?”란 질문을 요즘들어 환자분들께 적잖게 받는다. 그런 질문을 들을 때마다 가슴 속 깊은 어딘 가에 알지 못할 아픔을 느낀다. 사람을 치료함에 있어서 견적이란 표현을 쓰면 안 되는데 어느 때부턴가 매스컴에서 농담으로 하던 말들이 이젠 흔하게 쓰는 표현으로 자리잡아 버렸다. 그러나 사람의 치료비를 견적이란 표현을 쓰는 그 순간에 이미 말하는 사람은 물건이 되고 치료를 해야 하는 나는 의사가 아닌 장사꾼에, 기계를 고치는 기술자로 전락하고 만다. 짧은 표현이지만 참으로 상대에게 많은 아픔을 느끼게 하는 말이다. 아마도 격에 맞지 않는 표현이 만들어낸 부조화라 생각한다.

현재 얼마나 많은 곳에서 이런 일들이 벌어지고 있을까? 결국 서로가 서로에게, 자기에게 지켜야 할 격을 지키지 못하면서 얼마나 많은 오해와 상처가 생길까 생각해 본다. 부부지간에, 친구지간에, 연인사이에, 회사동료 사이에, 상하 관계 등 실로 너무도 많은 곳에서 격이 무너지다 못해 상실까지 되어가고 있는 듯하다.

요즘은 형식과 격을 무시하는 경우가 많아지고 심지어는 고리타분한 사람취급까지 받기도 한다. 아마도 왕조시대의 형식과 격문화가 후진국 시대를 거치면서 생겨나게 된 필연적인 정신적 거부감이었다고 생각된다. 하지만 이제 우리나라가 선진국에 진입하려는 이 시점에서 이제는 본연의 모습으로 돌아가야 한다고 생각한다.

한 예로 과거 독재정권시절엔 비록 격에는 벗어나지만 민주주의라는 대의를 위하여 국회에서 어쩔 수 없이 단상을 점거하고 멱살잡이를 할 수 밖에 없었을 것이다. 결국 더 큰 대의를 위하여 작은 격을 포기할 수밖에 없었던 슬픈 시대였던 것이다. 그런데 민주주의가 성립되고 독재정권도 끝나고 선진국 문턱에 있는 작금의 우리나라 국회에서 아직도 예전과 똑같은 모습을 보여 또 다른 슬픔을 느낀다.

아마도 목욕탕에 불이 났을 때 급한 대로 대충 가리고 나오면 남들이 이해해도 평소에 그리나오면 이상하게 생각하는 것과 같은 이치가 아닐까? 요즘 뉴스를 잘 듣지 않고 화면만 보는 경우가 가끔 있는데 아직도 단상을 점거하고 뒤집어 엎는 모습을 보면 내 자신이 낯 뜨거워짐을 느낀다. 다음 채널이 외국 뉴스채널이란 사실에 놀라고 또 외국방송에서 언급될 때 창피함은 배가된다. 결국 시대가 바뀌어 이젠 격과 형식이 필요한 시대임에도 불구하고 아직도 변하지 못하는 패턴의 삶들을 보며 안타까움을 느끼게 되는 거다.

그것은 작은 변화에서부터 가능하다. 첫 만남에 미소 지어주고, 대화할 때 상대를 이해해주려 노력하고, 옷 입을 때 상대를 배려해서 차려입는 것부터, 작게는 넥타이를 맬 때부터 가능하리라 생각한다.

지금은 우리가 어렸을 때처럼 돈이 없어서 남의 옷을 빌려 입는 시대는 아니다 이젠 나를 위해서가 아닌, 상대방을 배려하고 격조를 높이기 위해 넥타이를 메야한다고 생각한다.

우리나라에 신식문명이 들어오고부터 넥타이는 신사 정장의 상징이 되어 왔다. 그리고 언제 부터인가 넥타이는 권위주의의 상징이 되었고 또한 권위주의 타파라는 명분 아래 9시 뉴스에서 대통령이 넥타이를 매지 않은 채 국무회의를 하는 모습을 TV에서 보기까지 하였으며, 직장에서 노타이 혁명이 불기까지 한 것도 사실이다.

과연 넥타이는 누구를 위해 매는 것이었을까?

역사적으로 우리나라에서 전통적인 의복을 차려입는 경우는 명절날 차례를 올리기 위하여, 제삿날, 혹은 집에 귀한 손님이 오셨을 때였던것 같다. 아마도 이는 내가 남에게 폼 잡으려는 것 보다는 상대방에 대한 배려로 최소한의 예의를 지키고자하는 마음이었을 것이다.

그러던 것이 현재는 초상에 갈 때 매는 넥타이 말고는 대부분 자기 자신을 폼 나게 하기 위한 수단이 되었다.

단순히 추측해보면 아마도 우리나라에서 처음 넥타이를 맨 사람들이 조선시대

관료들이었을 것이다. 그 후 후진국이었던 시절엔 화이트칼라라 불리우던 사람들이 착용을 했고 결국 그들을 보는 사람들의 눈에는 자의든 타의든 권위주의적이고 자신을 과시하기 위한 수단의 하나로 보였을 것이다. 그래서 결국 권위주의의 타파라는 정치적인 퍼포먼스로 대통령이 노타이를 선언하기까지 했던 것이라 생각된다.

하지만 원래 정장이란 자신의 모습을 흐트러지지 않게 하고 만나는 상대방의 격에 맞게, 또 그 모임의 종류와 성격에 맞추어 상대방에 대한 배려에서 출발한 것이다. 따라서 넥타이는 '나'를 위한 것이 아니라 '상대방'을 위한 배려로 매는 것이 옳다. 얼마 전 현직 대통령께서 타국 대통령으로부터 선물 받은 넥타이를 매고 그분을 영접하고 좋은 결과가 있었다는 내용을 신문기사에서 본적이 있다. 이것이 진정한 넥타이를 매는 본질이 아닐까 생각한다.

동양철학에서 음양으로 보면 세상의 현상을 기본적으로 체와 용으로 나눈다. 즉 체라는 것은 물건으로 말하면 형체를 지는 것이고 용이란 것은 기능을 말하는 것이다. 그리고 생활에서 말하면 법이나 격식 등을 말하고 용은 그 기능을 말하는 것으로 결국 형식과 격이 기능만큼 그 중요도가 같다고 보는 것이다.

2010년 올해는 경인년이다. 육십년 만에 찾아오는 백 호랑이 해인 것이다. 이 경인년 호랑이는 육십갑자에서 처음의 갑인년을 지나, 병인년, 무인년을 거쳐 수많은 세상 경험을 한 아주 노련한 호랑이라고 한다. 그래서 올해는 어설프게 남을 상대하다간 낭패 보기 십상이란다. 또한 힘 센 것끼리는 치열한 경쟁이 일어나는 해일 것이란다. 따라서 상대를 인정하고 대접해야 하며 겸손해하고 상대에 대한 충분한 배려가 절실히 필요한 해라고 할 수 있을 것이다.

또한 경인년을 오행으로 풀어 보면 천간의 庚은 대표적인 금의 성질을 띠고 지지의 寅은 목으로써 금극목이 되는 형상을 지녔다. 이것은 위에 있는 천간의 금이 아래 있는 목을 극하기 때문에 일단 위와 아랫사람간의 소통이 원활하지 않으리라 보고 위 사람들이 아랫사람을 극하기 쉬울 것이라는 의미다. 따라서 서로간의 소통을 위하여 최대한 노력해야하고 결국에는 상대방에 대한 배려가 해답인 한 해가 될 것이다. 바쁠수록 돌아가란 말이 있다. 이제는 상대에 대한 배려가 필요한 때이다.

오늘부터, 아니 지금 이 순간부터 내가 접하는 모든 이들을 위해 넥타이를 매고 작은 배려를 실천하기 위해 거울을 보며 미소 짓는 연습을 해보리라 다짐해 본다.

– 저축은행 사보, 칼럼. 2010 –

29 엄마가 더 좋아? 아빠가 더 좋아?

오늘은 필자를 비롯한 남편들에게 한마디 하고 싶다. 부디 남자들에게 넉넉한 마음을 갖고 읽기를 권한다. 한 환자가 지방출장 중에 교정 장치에 문제가 생겼다고 하여 환자와 가까운 곳에 개원한 동문을 찾으려고 명부를 뒤적거리다 반가운 이름하나를 발견하였다. 대학 때 친하게 지냈으나 졸업 후 본지 오래된 여자후배였다. 오랫만에 전화를 하고 반가운 마음을 주고 받고 환자를 부탁하며 근황을 묻는데 왠지 그냥 편하지 않은 듯한 느낌이었다. "병원일?" 하고 물으니 "아뇨" 한다. 이런 저런 이야기를 나누고 전화를 끊고 나니 머릿속에 떠오르는 단어가 있다. 나이 50살이 되도록 이런 저런 형제나 친구, 친척들의 가정사들을 보고 들으며 필자 나름대로 정리한 필자만의 이론이 하나 있다. 조금 저속한 표현이라 글로 써도 될지 모르겠으나 이보다 더 정확한 표현이 없는 듯하여 중간 글자는 ○로 하여 적는다. '효자○끼 개○끼 이론' 이다. 이 땅의 모든 남자들은 효자가 되어야 할 역사적 운명을 띄고 태어났나 보다. 불효자는 공공의 적이다. '그럼 그냥 엄마랑 살지 왜 결혼은 해서 아내를 만들어야하는지' 가 모순의 시작이다. 결혼을 하고 아들을 낳는 순간부터 두 개의 모순이 발생한다. 남자에게는 효도해야할 엄마와 사랑해야할 아내가 생기는 것이고 여자에게는 사랑받고 싶은 남편과 효도 받고 싶은 아들이 생긴다. 그런데 효도 받는 것은 나중의 일이고 당장 눈앞에 닥쳐 있는 일들이 우선이다. 평소엔 아닌 것 같은 남편이 일만 생기면 정의의 사도처럼 효자가 되려고 사고를 친다. 시어머니에게 하는 것의 반만 친정 부모에게 해도 평생 업고 다니고 싶은 것이 결혼한 여자들의 마음일 것이다. 이런 이중의 모순은 어려서부터 존재하였고 익숙해져 있어서 대분분 남편들은 미적 미적 하다가 결국 힘센 자 쪽으로 붙는 비겁함을 보인다. 그러면서 효도라는 명분으로 비겁함을 감추려 한다. 아이들이 처음으로 대하는 선택의 어려움은 "엄마가 더 좋아? 아빠가 더 좋아?" 이다. 양자택일의 불리함을 알고 얼버무림을 배우기 시작하는 순간이다. 그리고 자라면서는 또 다른 모순을 경험한다. "모르는 것이 있으면 언제든지 물어보라!"고 부모나 선생님은 아이들에게 말한다. 순진한 아이들은 처음엔 그대로 행동하려고 하지만 성장하면서 점차 질문의 횟수가 줄어든다. 예를 들어 아빠들이 회사일로 피곤하여 집으로 돌아왔을 때나 부엌일로 바쁜 엄마에게 아이가 숙제를 물으러 왔을 때 어른들이 어떤 태도를 취하는가 말이다. 어른들은 아이들에게 말로는 '언제든지 질문하라'고 하면서 실제의 행동에선 "바쁘다"든지, "눈치없다"라든지, "그런 것도 혼자 못하냐"고 야단을 치는 모순된 반응을 보인다. 이와 같은 상황을 몇 번 경험하면 아이는 차츰 질문을 하지 않게 된다. 아이들로서는 '묻고 싶지만 물을 수 없는 상황'과 '묻지 않는다고 야단을 맞을 상황'에서 방황하는 자기 혼란에 빠지게 된다. 이와 같은 상태를 심리학에서 이중속박(double bind)이라고 하며 아이들이 이중으로 곤란한 모순된 상황에서 속박 받는 상태를 표현한다.[주 8)] 이런 이중속박의 상태는 성인이 되어서도 지속된다. 어머니 말을 따르면 아내의 심기가 불편해지고 아내 말을 따르면 어머니가 서운해질 수 있는 상황이라면 눈치를 본다. 그래도 눈치를 보는 자는 심리적 갈등이 있음을 인지하고 그것을 피하려는 노력을 한다. 그런데 더 큰 문제는 문제를 인식 못하는 자이다. 효자로 역사적 사명을 띠고 태어난 분 말이다. 효도가 종교이고 지상의 과제이니 모두에게 희생을 강요한다. 아내의 상황과 기분은 고려할 여지도 없다. 모든 효자 남편을 둔 아내들의 마음은 "효자○끼 개○끼"일 것이다. 유교적 잔재가 생각 속에 남아 있는 이 땅에서 여자로, 엄마로, 아내로, 특히 며느리로 산다는 것은 참으로 어려운 일이다. 거기에 효자 남편을 보는 일까지 하면 어찌 돌지 않겠는가? 남편들에게 효자가 되고 싶다면 아내가 깨기 전에 어머니에게 문안을 드리고 오라고 충고 하고 싶다. 아니면 부디 약이라도 오르지 않게 티라도 내지 말지어다!

주 8) 참고문헌 3. 심리학 이야기 : 류한평 감수, 갑진출판사, 2008년 (187p)

30 주차장에서

며칠 전 광주에서 개최됐던 강연회 후 마련된 회식 장소에서 문득 교수님께서 그 중 한 선생님의 사주를 취미 삼아 보아주라고 하셨다. 요즘은 아이폰에도 음력 달력인 만세력이 나와 있어서 바로 찾는 것이 가능하여 생년월일로 8글자를 보며 설명하였다. 음양오행과 명리학적 관점에서 살펴보니 이런 저런 이유로 얼마 전 부터 병원에 출근하는 것이 싫어지지 않았냐고 물으니 너무 잘 맞는다며 복채까지 주시기에 웃으면서 자리가 파하고 서울로 돌아오는 기차 속에서 이런 저런 생각을 맥주로 희석 시켰다. 수련 받을 때부터 개원하여 10여년이 흐른 지금까지 출근하여 주차시키고 한동안 차에서 내리지 못하고 앉아 있었던 날들이 얼마나 많았던가. 얼마나 많은 사연들이 열어야 할 운전석 문을 무겁게 하였던가. 세월이 지나면 가벼워지겠지 하고 생각하였건만 이젠 세월의 무게까지 실리는 듯하다. 아직도 주차시켜 놓고 몇 분씩 앉아 있다가 내리는 필자에게 병원 출근하기 싫지 않냐는 질문은 마치 자기 고백처럼 들렸었다.

수련 시절엔 엄청난 양의 잡일 때문에, 힘들게 하는 윗년차가 싫어서, 과장님이 무서워서, 등등이 이유였다. 공직에 있을 때는 수익을 올리라고 푸쉬하는 병원과 스텝간의 문제, 타과 간의 문제 등등이었다. 개원을 하면 좀 낳아지리라 생각하였지만, 개원 역시 종류는 다르지만 수많은 사건들로 인하여 결코 편하지만은 않았다. 아니 갈수록 더 심하여 졌다. 과거엔 진료만 잘하면 되었고 나머진 소소한 잡일이었다. 그러던 것이 4대 보험이 적용되는 순간부터 잡일이었던 일들이 행정일로 바뀌면서 업무의 한 파트가 되었다. 이젠 보험 ,세무, 행정은 진료와 거의 같은 비중으로 신경을 써야하는 부분으로 자리를 잡았다. 짧은 기간에 참 많은 변화였다. 더불어 환자들 또한 참 많이 바뀌었다. 과거엔 환자들이 전문적인 지식을 얻을 길이 없었고 의사 또한 그 수가 적어서 희소가치도 있었다. 따라서 환자들은 의사 말에 잘 따랐었다. 허나 지금은 본인이 알고자 하는 것을 인터넷에서 검색하거나 질문을 하면 바로바로 여러 루트를 통해 수많은 답변을 들을 수 있다. 따라서 의사의 전문적 가치가 하락했고 치과의사의 수적인 증가는 가치하락으로 이어져서 스스로의 품위를 지키지 못하는 상황까지 이르렀다. 이 같은 많은 변화들이 결국 출근 후 차에서 내리기가 두려워 의자에 앉아 있게 만든 것이 아닌가 한다. 마치 치열한 전쟁터를 떠나야 하는 사람과 같다라고 하면 너무 비약한 것일까? 내용은 다르지만 필자만의 마음은 아닐 것이란 생각이 든다. 보통은 여기에 하나의 내용이 더 덧붙여 있을 수 있다. 다름 아닌 가정사이다. 필자는 기러기이다보니 시시콜콜한 가정사는 상대적으로 적은 편이다. 하지만 시시콜콜한 가정사가 큰일들로 바뀌면 아마도 하루 종일 차속에서 내리고 싶지 않을 것이다.

요즘은 오늘 하루를 행복하게 살자고 생각하고 노력하려 한다. 많은 사람들이 미래를 위하여 오늘의 행복을 접는다. 필자도 과거엔 참 많은 오류를 범했다. 그 때마다 가장 가까운 이들이 힘들어지고 희생을 강요당하였었다. 그러다 어느 날 오늘의 행복이 소중함을 알았다. 가까운 이들의 희생에 미안한 마음을 갖는다. 이젠 학생때처럼 시험볼 일 없는 필자에게 미래를 위한 준비란 그리 큰 의미가 없어진 듯하다. 먹고 살 것이 떨어지면 공기 좋은 어느 절에 가서 개밥이나 주면서 살면 노후는 어렵지 않을 듯하다. 그도 아니면 어느 공원에 돗자리 펴고 사주팔자, 관상, 손금을 봐주면 필자와 아내가 먹고 사는 데는 지장 없을 것 같다. 오늘 역시 차에서 바로 내리지 못했다. 그래도 오늘은 다행이었다. 원고 마감일에 걸려 어떤 글을 써야 할지 고민하느라 내리지 못하였기 때문이다. 그 고민이 환자 문제도, 가정 문제도 아니란 것에 너무도 감사하다. 끝으로 차에서 내리기 어려운 이들이 계시다면 하루 빨리 마음의 평화가 오기를 기도한다.

2. 현실 속 이야기

31 이젠 환자보다도 의사가 심리적으로 보호 받아야한다.

"예전에 안 그랬는데!" "우리 때는 안 그랬는데" 라는 말을 쓰기 시작하면 구세대라고 할 수 있다. 그래서 가급적이면 사용하지 않으려고 무던히 노력하는 편이지만, 하루에 한번도 말 안하고 지나가기엔 너무도 어려운게 현실이다.

책상 앞에 있는 어느 치과신문에 "활개치는 인터넷 불법 마케팅" 이라는 큰 머리기사가 보인다. 언제부터 치과의사가 마케팅이란 단어를 사용하게 되었나? 언제부터 자신들을 장사꾼으로 만들어버렸나? 마케팅이란 단어에도 적응 잘 안 되는 선생님이 많으실 텐데 이젠 거기에 불법이란 단어까지 추가 되었다. 도무지 정상적으로 납득할 수 있는 한계가 아니다. 물론 장사꾼으로 환자에게 장사해서 자랑스러운 사람들도 있겠지만, 왠지 슬픈 선생님들도 많을 것이다. 그런데 언제 부터인가 침묵하는 다수보다는 소리 내는 소수가 잘나게 되었다. 침묵하는 다수가 영원히 침묵만 하니 힘을 쓸 수 없는 세상으로 변했다. 그럼 나는 소수인가 다수인가 생각해 본다. 예전엔 안 그랬다고 생각한다면 당연히 다수에 속할 것이다.

보이는 것, 들리는 것, 어느 것 하나가 스트레스 아닌 것이 없다. 과거엔 가족, 동료, 친구가 마음의 위안자 였는 데, 이제는 일부는 경쟁자로, 일부는 무관심자로 바뀌어서 결국 내 문제는 나 혼자 해결해야하는 시대가 되었다. 결국 의사도 심리적으로 보호 받아야 하는 시대가 되었다.

상처란 외부에서 오는 충격으로 생긴다. 그 충격을 몸이 받으면 병이 되고 마음이 받으면 스트레스이다. 마음이란 참 어려운 존재이다. 과학적이지 않기 때문이다. 따라서 철학적인 이해가 필요하다.

동양사상에서 마음은 음양의 대립적인 현상으로 본다. 그리고 그 마음에 따라서 행하여 생기는 모든 현상들이 오행이 되는 것이다. 동양사상은 그 기본이 음양오행에 있다. 음양은 대립 혹은 댓궁에 의해 상대적인 존립을 말한다. 즉 밤이 있어서 낮이 있고, 땅이 있어서 하늘이 있고, 너가 있음에 내가 있다. 그리고 體와 用이 있다. 체는 그릇이고 용은 그 용도고 기능이다. 체는 몸이고 용은 마음일 것이다. 오행의 사상은 계절적은 변화에서 출발하여서 순환을 한다. 봄의 木성질, 여름의 火성질, 가을의 金성질, 겨울의 水성질, 그리고 환절기의 土의 성질로 다섯가지로 나누어서 오행이라 하였고 이는 순환을 한다. 봄에 씨앗이 싹이 피기위해서는 겨울의 혹독한 추위를 겪어야만 한다. 그래야 견실한 씨앗이 될 수 있다. 그 씨앗은 다시 봄의 따스함에 싹을 피우고 여름의 뜨거움에 무성해지고 가을의 찬바람에 열매를 수렴한다. 이 중에 하나라도 부실하다면 결코 견실한 열매는 기대할 수 없을 것이다. 결국 오행의 기본은 시련의 상극을 통한 상생이다. 아픔을 겪지 않고는 아픔을 같이 나누기 힘든 이치다. 고생 끝에 낙이 오는 것이 아니고 고생을 해야 낙을 아는 것이다. 결국 마음이 있는 이상, 항상 아플 수 밖에 없는 것이 마음의 숙명이다. 따라서 사랑해도 아프고 미워해도 아픈 것이다. 결국 마음의 아픔을 이해를 하고 받아들이는 것이 시작이다. 그것이 음양合이다. 음과 양이 서로 합하는 성질이다. 그러면 그것을 즐길 수 있다. 그래서 옛 선조들이 "피할 수 없으면 즐기라" 하셨다.

하루에도 수없이 발생하는 이해되지 않는, 아니 이해할 수 없는 사건에 무방비로 노출되어 사는 이 빠르게 변해가는 사회에 적응하기에 힘들다면 그 변화를 즐기는 방법을 찾아야할 때이다. 불법 마케팅도 천안함 사건과 같이 이해를 필요치 않고 나의 마음을 불편하게 하는 사회적 폭력이다. 폭력에는 적극적으로 머리띠를 두루고 대응하던지 아니면 숙명적으로 받아드리는 방법이 있다. 이것이 음양이다. 그리고 먹고 살기 힘들어서 그러겠지 하고 그들을 위해서 기도한다면 그것이 음양합이 아닐까 생각한다. 정말 지혜가 필요한 시대를 힘들게 아슬아슬하게 살아가고 있다.

32 치료비 걱정 말고 치료 잘 해주세요.

개원 초기에 어떤 선배님께서 "한 초식 가르쳐 줄께" 하며 참으로 가슴에 와 닿는 이야기를 해주셨다.

'"치료비는 걱정 말고 치료 잘 해주세요"라는 말을 하는 환자를 조심해라!' 는 충고 였다.

의사가 환자를 진료하는데 정말 고가의 진료가 아니라면 환자가 치료비 지불을 못할 것이란 걱정을 하는건 흔치 않다. 환자의 말은 본인의 생각이 결국은 말로써 표현된다고 볼 수 있다. 따라서 환자가 치료비를 걱정하는 것이니까 환자의 그 말을 "나는 치료비에 대하여 걱정을 많이 하고 있으니 충분히 고려해 주세요" 라고 말하는 것으로 해석해서 들어야 한다고 말씀하셨다. 참으로 오랜 경험에서 우러나온 생활 철학의 말씀이었다.

물론 생각의 각도에 따라서는 있는 그대로 받아들이면 참으로 고마운 말이다. 행여나 의사선생님이 치료비를 못 받을까 걱정하는 마음에 치료에 집중을 못할까봐 미리 이야기하는 것으로 생각할 수 있다. 그러나 조금 뒤집어서 심리학적으로 생각해보자.

본인이 어떤 일을 중요하게 생각 하다 보면 그것이 무의식 중에 말이나 행동 속에서 나오게 된다고 볼 수 있다. 그리고 이는 심리학적으로 세가지로 생각해 볼 수 있다. 첫째는 본인이 돈 걱정을 하다가 그것이 자신이 받아들이기 싫은 상황이면 그것을 다른 사람에게 돌리는 상황으로 정신분석을 처음 시작한 프로이드의 방어기전 중에 투사에 해당한다. 즉 본인은 아닌데 의사가 걱정하는 것으로 돌리는 것이다. 두번째는 조금 더 내면적인 차원의 것으로 환자가 치료 종료 후에 치료비를 지불하기 어려운 상황이 전개될 것을 무의식적으로 미리 알고, 치료 후에 치료가 잘 이행되지 않아 본인은 불만을 갖게 될 것이고 그로 인하여 자신은 치료비를 지불하지 않을 수도 있다는 것을 미리 의사에게 이야기하는 것으로 이는 "전조로서의 실수 행위"에 해당된다고 할 수 있다. 즉 나는 낫지 않을 것이고 따라서 나는 치료비를 지불하지 않을 것이라는 생각을 약간 왜곡시켜서 표현한 말이라고 볼 수 있다. 심리학에서 왜곡이란 본인에게 불리한 상황이나 사건을 어떤 식으로 든지 내용을 변형시켜서 전개하는 것을 말한다. '전조로서의 실수 행위'는 일례로 갓 결혼한 새 신부가 동생하고 걸어가다가 멀리서 걸어오는 남편을 마치 타인처럼 "저기 K씨가 오신다"라고 말해 남들을 놀라게 한 일이 있었는데 결국 이 부부는 수년 후에 이혼하였다. 이는 아내가 결혼하고 나서 남편에게 실망하고 내심으로는 약혼 이전의 상태로 돌아갔으면 하는 잠재의식이 있었으므로 이혼의 전조로서 이런 실수 행위가 나타났다고 본 것이다.[주 9)] 즉 결혼식 시간을 잊고 있거나, 신혼여행 중에 결혼반지를 분실하거나, 외국에서 결혼 후에 성이 바뀜에도 불구하고 옛 성을 자주 사용하거나 하는 아내는 그 결혼을 후회하는 잠재의식있다고 의심을 할 수 있다라고 보는 것이 '전조로서의 실수 행위'이다.

따라서 환자 자신은 미래에 치료가 잘 안되고 본인이 치료비를 지불 안할 것을 미리 알고 말을 했다고 볼 수 있다.

셋째는 신체적으로 전혀 문제가 없는데도 불구하고 환자가 실제로 통증이나 고통을 느끼는 신경증이 있다. 즉 환자가 치료비로 인하여 스트레스를 받으면 그것은 무의식속으로 억압되고 치료 후에 통증이 지속되면 치료비를 지불하지 않아도 된다는 무의식이 발동하여 그것이 통증을 유발시킬 수 있다. 아마도 보철 후에 원인을 알 수 없는 통증 호소에 고생하신 기억을 가지신 분들이 적지 않을 것이다. 이상 간단하게 심리학적인 측면에서 생각해 보았고 일반적으로 쓰고는 있지만, 의식, 무의식, 억압, 왜곡, 퇴행 등등 아직 심리학적 용어들이 의미가 생소한 것이 많을 것이므로 차후 하나씩 설명하여 갈 것이다.

주 9) 참고문헌 2. 재미있는 심리학 입문 : 전파과학사. 1997년 (154p)

33 "들어 본 적 없는데요, 처음 듣는 이야기예요!! "

"들어 본 적 없는데요, 처음 듣는 이야기예요!" 데스크에서 환자의 격앙된 목소리가 들려온다. 환자와 스텝 모두 어이없어하는 표정이 교차되는 순간 모든 것이 포착된다. 환자나 스텝이나 본인들의 억울함을 호소하며 원장의 처사만을 바란다. "들은 바 없다", "기억나지 않는다"는 억지가 통하는 세상이다. 그러다보니 요즘은 환자로부터 흔하게 듣는 말 중의 하나가 되어버렸다. 분명 의사와 직원들이 설명했는데도 환자는 듣지 못했다는 일들이 종종 발생한다. 본인도 여러해 이런 일들을 많이 겪다보니 항상 크로스로 확인 한다. 예를 들어 발치 후 주의사항은 발치할 때의 어씨스트가 말하고 다시 진료실 실장이 이야기하고 최종적으로 수납할 때 데스크에서 이야기 한다. 따라서 최소한 3번의 확인작업을 거치는 데도 간혹 못 들었다는 사람들이 발생한다. 말한 사람만 있고 들은 사람은 없다. 이때 우리 병원에서는 귀신이 왔다고 말한다. 환자를 대신해서 귀신이 들은 것이다.

심지어는 귀신이 환자의 자필 싸인까지 하는 일도 있다. 본인은 들은 바 없다고 이야기 했는데 차트의 싸인란을 보니 본인 필적의 싸인이 있다. 그런데도 본인은 전혀 기억 나지 않는단다. 역시 귀신의 조화다.

10여 년 전에 개원할 때는 교정치료 전에 환자에게 치료에 대한 합병증에 대한 설명 후에 본인 싸인을 한번만 받으면 되었었다. 그런데 지금은 교정치료 합병증 설명란, 치료 계획란, 다른 치료법 즉 옵션에 대한 장단점 설명란, 치료비 지불시마다, 발치 후 주의사항 들었음, 수술 후 주의 사항 들었음, 구강위생관리 잘하라고 들었음, 치료 종료 후 유지장치 장착설명 들었음, 환자 부주의로 인한 재교정 시 발생비용 들었음, 등등, 여기에 본인 따로 엄마 따로 싸인을 받다 보니 이젠 차트 전체가 싸인으로 도배 되다시피 한다. 처음엔 하나면 족했었는데 진료실에서 "들어본 적 없어요" 사건이 발생할 때마다 하나씩 추가 된 싸인이 이젠 교정종료까지 20~30번 정도를 받아야하는 상황이 되었다.

심리학적으로 보면 분명히 설명은 하였는데 듣지 못했다면 첫째는 자신이 불리한 상황에서 거짓말을 했을 가능성이 크다. 후진국 3대 산물인 줄 잘서기, 오리발 내밀기, 무조건 우기기 중의 하나일 것이다. 둘째는 본인이 듣고자 하는 것만 선택적으로 기억하고 불리한 것은 잊어버리는 것으로 프로이드의 불안 방어기제의 부정(Denial)에 해당하는데 실제로 본인이 기억을 지워버려 기억나지 않을 수 있다. 셋째는 진실을 자신에게 유리하게 약간 비트는 왜곡이 있을 수 있다. 혹은 아주 드문 일이지만 정말 세월이 많이 흘러 기억이 나지 않을 수도 있다. 그러나 어떤 경우든지 결국 서비스 제공자가 져 주어야하고 그것이 마음속에 상처(Trauma)로 남아 억압되고 쌓이면 결국 마음의 병으로 진행된다는데 문제가 있다.[주 10)]

옛말 중에 우스개 소리로 선생님 똥은 개도 안 먹는다는 말이 있다. 속이 너무 많이 상해있어서 먹으면 독이 될 정도로 마음 고생이 심하다는 말이다. 그런데 요즘은 서비스업에 종사하는 모든 이에게 해당되는 말이 되어 버렸다. 의료인도 언제부터인가 사명감 있는 천직적 개념에서 스스로 서비스 개념으로 바꾼 지 오래다. 환자들의 주문과 요구가 세밀해지고 까다로워 졌다. 더불어 인터넷의 무분별한 정보가 환자들의 편견과 의심을 증폭시키는데 한몫을 하고 있다. 결국 환자의 부정적 사고가 외래에서 점차 증가할 것이므로 치과의사의 마음속 억압도 더불어 증가되고 결국 그것은 마음의 병으로 돌아온다. 따라서 철저한 준비를 하든지, 퇴마사가 되어 귀신을 퇴치하든지, 스스로 스트레스를 해결할 길을 찾는 지혜가 필요하다.

환자가 이상한 질문을 던질 때 "잘 모르면 가만히 있어요, 어련히 알아서 해줄까!!" 라고 일갈하셨다던 대 선배님들의 이야기가 이제 먼 옛날의 신화처럼 들린다.

주 10) 참고문헌 10. 성격심리학 : 김교현 역, 학지사. 2008년 (326~349p)

34 "왜 아직 안돌아가시죠?"

필자가 구강외과 주치의시절이었으니 벌써 20년 전 일이지만 항상 기억 한구석에 화두처럼 자리 잡고 있는 사건이 하나 있다. 그 해엔 유난히도 구강암 환자의 내원이 많았고 어떤 한 병실에 두 분의 구강암환자가 있었다. 한분은 세 명의 아들이 모시고 와서 상악골 절제 수술을 시행하였었고 그 세 명의 아들들은 참으로 지극 정성한 효자들이었다. 어떻게든 아버님을 편안케하고 살리고자 노력하는 모습은 감동적이었다. 반면 다른 한분 또한 같은 상악골 암이었지만 말기여서 수술을 포기하고 통증이 있을 때 마다 입원하여 투약하던 시기였다. 그리고 그 분은 혼자오거나 20대 후반쯤 되어 보이는 딸과 같이 내원 하시던 분이셨다. 그리고 마지막으로 퇴원할 때, 얼마나 더 연명이 가능한지를 딸이 물어보아서 대략 6개월 정도 넘기시기 어려울 것 같다고 조심스럽게 이야기 하였다. 그리고 6개월 정도 지난 후 필자가 잊어버리고 있을 때였다. 그 딸이 다시 필자를 찾아와서 몹시 힘든 표정으로 "6개월이면 돌아가신다더니 왜 아직도 안돌아가시는거죠?" 하고 물어보는 것이었다. 순간 많은 생각이 머릿속에서 실타래처럼 엉키기 시작했다. 잠시 생각을 수습하고 "사람마다 차이가 있고 저희가 이야기하는 것은 대략적인 통계입니다".라고 답변했지만 어떤 상황이 이런 질문을 하게 하는지 궁금해 졌다. 필자의 경험으로 보면 대체로 아들보다 딸이 부모에게 잘하기 때문이다. "혹시 무슨 사연이 있습니까? 어짜피 얼마 못 견디실 분인데요." 본인도 조심스럽게 질문하여 보았다. 차분하게 이야기하는 딸의 내용은 한 편의 소설이었다. 애기인 즉슨 환자는 본처와의 사이에 딸 한명이 있었는데 버리고 새장가를 갔고 그동안 일체 연락을 끊고 살다가 얼마 전에 연락이 왔다는 것이다. 병이 들자 두 번째 부인이 재산을 정리하고 떠나버려서 돈도 없고 돌보아 줄 사람도 없어서 자신이 모시고 있는데 넉넉하지 않은 살림에 참으로 어렵다는 내용이었다. 그리고 그 후의 일은 필자도 모른다. 한편 효자아들을 두었던 환자분은 남에게 폐가 된다고 처음엔 수술을 거부하셨다. 그러나 아들들의 설득에 감복하여 수술대에 올랐고 필자도 최선을 다하였다. 그러나 1년 뒤에 재발하였고 다시 내원 했을 때는 이미 어려운 상황이었다. 효자들은 다시 수술할 수 없는 지를 물어왔지만 필자는 입원하시면 한 두달은 더 사시겠지만 아드님들의 효성은 하늘도 아실 터이니 이젠 아버님도 편안하게 해드리는 것이 좋겠다고 설득하였다. 얼마 후 그 분은 돌아가셨고 수술한 인연으로 우리 병원 영안실에 모셔졌다. 조문을 갔을 때, 환자의 변비를 손가락으로 파내던 일, 필자의 손을 잡고 모든 사람들의 노력에 수술 받아보시겠다고 말하며 우시던 일, 효자들, 그래도 돌아가시면서 편안하셨을 모습이 파노라마 처럼 스쳐지나갔다. 더불어 언제 돌아가시냐고 묻던 딸의 모습도 같이 오버랩핑 되었다.

죽음이라는 동일한 상황 앞에서 상반된 현실의 모습은 여러가지를 생각하게 하며 힘든 1년차 주치의 생활을 그렇게 마무리했다.

우리는 도덕 교과서에 의해 강제로 '역사적 사명을 타고 이 땅에 태어난 사람' 들이다. 그러나 니체가 신을 죽이고 나서 더 이상 필연적으로 태어나는 사람은 없다. 그렇다고 쇼펜아워식 '맹목적 생의 의지' 만으로 살기에 현실은 너무나 슬프다. 아마도 "존재가 본질에 앞선다"와 같이 인간은 탄생의 평등성과 개개인의 개성에 의해 생존해 가는 샤르트르의 실존주의가 더 설득력이 있다. 결국 태어나서 어떻게 살아가느냐에 따라 전혀 다른 삶의 결과를 가져온다. 동양철학에서 사람의 운명은 태어날 때의 사주로 정해져 있다. 그리고 그 운명을 바꾸는 유일한 방법은 생각과 의지가 바뀌는 것이다. 생각이 한번 바뀔 때 운명도 한번 바뀐다. 그러나 결코 쉽지 않다. 좋아하는 감과 싫어하는 귤이 있어 선택해야 한다면 백번을 선택해도 감일 것이기 때문이다.

35 "사람은 지동차가 아닙니다."

신문을 읽다 어느 선생님이 쓰신 글속에 "사람은 공산품이 아니다"란 문구를 보았다. 그때 필자 역시 항상 공감하고 자주 쓰는 말이어서 매우 반가웠다. 다양한 환자들의 질문에 답하다보면 어느 순간에 사람은 자동차가 아니란 생각이 든다. 환자들은 "정확하게 언제 치료가 끝나는가요?" "완벽하게 되나요?"등 자동차공장에 차 수리를 맡기듯, 전자제품을 수리하듯 대화를 진행한다. 아마도 그렇게 생각하기 쉬울 것이다. 그러나 사람이 사람을 치료함에 있어서 어찌 자동차 수리하듯 되겠는가? 그럼에도 수많은 변수가 있음을 환자들은 이해해주려고 하지 않는다. 오히려 진료하는 의료인을 의심의 눈초리로 보는 경우도 있다. 언젠가 초등학생 교정치료환자가 치료도 성실하게 받고 치료진행도 계획대로 잘 진행되어 치료기간이 예상기간보다 4개월 정도 빨라졌다. 필자가 기쁜 마음에 어머니에게 치료가 잘 마무리 됐다고 이야기하자 어머니의 반응은 의외였다. "아니 왜 치료기간이 짧아진거죠?" 그 한마디 말에 필자는 충격을 받았다. 너무도 많은 의미를 내포할 수 있었기 때문이다. 첫째로 "치료기간이 단축된 것은 대충 치료한 것이 아니냐?" 둘째로 "치료기간이 원래 짧은건데 치료비용을 바가지 씌우려 길게 잡은 것이 아니냐?" 셋째로 "치료기간도 제대로 못 잡는 돌팔이 아니냐?"라는 의심이 마음속에 깔려 있을 수 있었다. 치료가 빨리 진행되어 기쁜 것은 필자만의 생각이었고 환자들의 생각은 전혀 다를 수 있다는 것을 깨달은 순간이었다. 그 이후부터는 치료기간을 묻는 환자를 접하면 "사람은 지동차가 아닙니다."라고 답하고 예측한 치료기간이 짧아지거나 길어질 것 같으면 미리 미리 사람에 따라서 얼마든지 치료기간이 변할 수 있다고 주지시킨다. 이와 같은 환자들의 의심은 과거에도 있었다. 옛날 중국 당나라 시절에 송청이란 한의사가 전설적인 최고의 거부가 된 일화가 있다. 그때 누군가 그에게 최고의 치료비법을 묻자 구불약(九不藥)이라 답하며 환자가 갖는 9가지를 없애야 한다고 설명했다. 즉 불신(不信) :

상대방이 나에게 갖는 불신을 없애준다. 불안(不安) : 나뿐만 아니라 타인의 불안도 함께 없애준다. 불앙(不怏) : 원망을 품거나 복수하려는 마음을 없애준다. 불구(不勾) : 비뚤어진 생각을 없애준다. 불치(不値) : 물건값을 속인다는 생각을 없애준다. 불의(不倚) : 나에 대한 거리감을 없애준다. 불충(不衷) : 성의가 없다는 생각을 없애준다. 불경(不敬) : 공손하지 않다는 불쾌감을 없애준다. 불규(不規) :규칙을 어길지도 모른다는 의구심을 없애준다. 이 같은 9가지를 없애기 위하여 구불약이 필요하고 그것이 웃음이라고 한 일화가 있다. 이는 필자에게 많은 생각을 갖게 해주었다. 모름지기 환자란 과거나 현재나 똑같다는 것이다. 물론 요즘 환자들이 좀 더 까다롭기는 하겠지만 과거에도 마찬가지였을 거란 생각이 든다. 그리고 그 해결 방법이 미소였다는 것 또한 달라진 것이 없다.

창밖에는 개나리, 벚꽃, 목련이 화려하고 예쁘게 피어있다. 봄의 햇살과 봄날의 화창함과 이런 봄꽃들과의 어울림은 가슴을 설레게 한다. 예전에는 목련, 개나리, 벚꽃의 순서대로 피던 봄꽃들이 이젠 기후 변화로 인하여 함께 피고 함께 진다. 기후 온난화라는 인간의 잘못으로 바꾸어진 현상인 게다. 그리고 이 봄꽃에는 아픔이 있다. 서둘러 피다보니 향기를 낼 힘이 없고 지탱할 힘이 부족하여 일찍 진다. 꽃의 생명인 아름다움과 향기 중에서 안타깝게도 향기를 포기한 것이다. 따라서 이후에 천천히 피는 라일락의 그 진한 향기와 대조를 이룬다. 서두름이 비록 화려할 수는 있으나 그 깊이가 얕을 수 있음이다. 눈앞의 현금이 좋아 보일 수 있으나 향기를 남기지도 못하고 벚꽃처럼 빨리 져버릴 수도 있으리라. 당장에 급하게 환자를 상대함이 후회를 남길 수도 있다. 여유로움이 더욱 돋보이고 그리워진다. 얼마 지나지 않아 만개할 라일락 향기를 맡을 생각에 마음이 설레인다.

36 "이를 안 빼고 입을 들어가게 하고 싶어요"

초진 환자와 상담하다보면 의외로 많이 듣는 질문 중의 하나이다. 입은 들어가 보이고 싶은데 소구치 발치하기는 싫다는 것이다. 두 마리 토끼를 다 잡고 싶은 심정을 이해는 하지만 세상의 모든 일이 그렇듯 하나를 얻기 위해서는 하나를 포기해야 한다. 하지만 선뜻 쉽게 포기하는 것을 넘어서 긍정하려고 하지 않는 사람마저 적지 않다.

수차례의 설명에도 불구하고 "다른 방법은 정말 없나요?"하고 또 다시 확인하는 질문을 한다. 물론 환자가 몰라서 질문하는 것이 아니고 선택을 해야 하는 상황이 싫어서거나 혹시 본인이 원하는 답을 듣고 위안 받고 싶어서 라는 것을 필자도 알고 있다. 이 정도 되면 이야기는 다람쥐 쳇바퀴 돌듯이 최소한 열 번이상은 반복해야 할 것은 이미 정해진 일이다. 이쯤 되면 가능성이 없다는 부정 표현은 환자의 인정받고자하는 마음에 또 자극을 줄 수 있어서 일단은 진지한 표정으로 "딱 한가지 방법이 있습니다" 라고 긍정의 말을 한다. TV 사극에서 그렇듯 해결책이 한가지가 있는 데 아주 어려운 방법인 양 말이다. "노력이 많이 필요합니다. 효과와 결과는 아직 검증되어 있지 않구요"라고 말하면 환자가 애타는듯 다시 묻는다. "어떤 방법이 있지요?" 이때 필자는 사극에 나오는 도사처럼 근엄하게 답한다. "기도하는 방법입니다. 모세가 바다도 갈랐는데 이 정도도 배열 못하겠습니까? 정성 지극히 하시면 좋은 결과가 있을 겁니다. 인간의 방법으로 안된다고 방법이 없다고 말할 수는 없지요." 라고 답하면 너무도 진지한 필자의 모습에 대부분의 환자들은 어이 없다는 표정으로 더 이상 질문하기를 포기한다.

그럼 환자들이 머리로는 인정하면서도 가슴으로 받아들이지 못하는 이유는 무엇일까? 아마도 후진국 시절에 대가족으로 살아온 필자 세대는 얻는 것에 비해서 없는 것이 많아 포기하는 데 익숙해져 있었다면 요즘 세대는 한 두명 낳아서 부모로부터 무한한 지원을 받으며 포기를 할 기회가 적었기 때문일 것이다. 따라서 쉽게 포기하기 힘든 선택장애(선택회피증후군)를 지니기 쉽다. 통상적으로 선택장애는 선택의 순간을 기약 없이 미루거나, 결정권을 남에게 맡겨버려 책임을 회피하고 싶거나, 선택의 폭을 지나치게 좁히거나 넓혀버리고 싶을 때 나타난다고 볼 수 있지만 요즘 젊은 세대에서는 선택 회피를 넘어서 화를 분출하기까지 하는 심리 불안을 종종 보이기도 한다.

심리학에는 경제학자 데이비드 벨이 주장한 후회 이론(Regret of theory)이 있다.[주 11] 경제적인 인간은 최대의 효용가치를 따라 움직이는 '효용 극대화 이론'에 위반되는 행동을 하기도 한다는 것이며 그것이 후회이론이다. 즉 자신이 실수했다는 사실을 확인시켜주는 행동을 피하려는 경향으로 후회를 최소화하기 위해 효용이 적은 쪽을 선택하는 것을 말한다. 예를 들어서 동전을 던져서 앞면이 나오면 200만원을 주고 뒷면이 나오면 한푼도 못받는 첫 번째 경우와 동전던지기를 안하고 100만원을 그냥 받는 두 번째 방법 중에 하나를 선택하라고 하면 대부분의 사람들이 뒷면이 나올 경우 느낄 수 있는 후회를 최소화하기 위해서 100만원을 선택한다는 것이다. 그리고 이 후회이론은 그 종류가 다양하게 심리 속에서 나타나고 책임회피에도 똑 같이 적용될 수 있다.

미국 시인 프로스트의 '가지 않은 길' 이란 시를 고등학교시절에 처음 접했을 때 무슨 당연한 이야기를 하고 있나, 미국이라서 그런가 보다 라고 우습게 생각했었는데 이제 나이 50세가 되니 읽을 때 마다 기억 한구석에 남아 있던 수 많은 가지 않았던 길들이 살아서 움직이며 수 많은 회한으로 가슴속 깊이 박혀온다. 끝으로 아버지께서 항상하시던 말씀하나가 생각난다. '사람의 손은 두개이기 때문에 3번째 것을 잡으려면 어떤 하나를 놓아야만 한다'

주 11) 참고문헌 7. 심리상식사전 : 이현경 역, 웅진지식하우스. 2009년 (20p)

37 "치료받으면 많이 예뻐지나요?"

얼마 전 일이다. 내원하여 상담하는 중에 환자의 엄마가 집요하게 물어본다. "교정하고 나면 정말 예뻐지는 거죠?"하며 나에게 예뻐진다는 대답을 강요하는 것이다. 열 번 넘게 똑같은 질문을 받고 나도 녹음기처럼 똑 같이 '예쁘다는 것은 주관적인 것이고 지금보다 개선되는 것에 만족하세요' 라고 원리적인 답변을 반복하면서 점점 환자의 의도가 의심되어 나도 더욱 강하게 물러서지 않았다. 결국엔 환자가 화를 내고 가버렸고 자기 말만하는 꽉 막힌 의사라고 인터넷에 오르는 영광(?)과 별을 하나 달았다. 상담 시에 자주 듣는 이야기지만 들을 때마다 참으로 답변하기 어렵고도 난감한 질문이다. 물론 약간의 사심을 갖고 환자를 유치할 목적이라면 이보다 좋은 질문은 없을 것이다. '네 예뻐집니다' 라는 말 한마디에 환자는 얼마를 지불하더라도 치료를 하려는 욕구가 생길 것이다. 그러나 그리 쉽게 대답할 수 있는 것만은 아니다. 환자들은 무슨 맹세를 받기라도 하려는 듯이 집요하게 치료하면 예뻐진다는 말을 의사에게 요구한다.

'예쁘다' 나 '밉다' 라는 단어는 추상적인 단어로 지극히 개인적인 취향에 따라서 변하기 쉽고 내가 예쁘다고 보아도 본인이 '안 예쁜데요' 라고 하면 대책이 없는 단어이며 뒤따라서 나올 말은 '안 예쁜데 책임지세요' 일 것이다. 따라서 필자는 '지금보다는 개선되지만 본인이 어떻게 느낄지, 만족할지는 모르겠다' '대략 몇mm 정도는 변화가 있지만 그 정도에 만족할지는 모르겠다' 라고 불투명하게 대답한다. 물론 짜증을 내는 환자도 종종 있다. 그러나 몇가지 이유가 있다. 첫째로 만족이란 부분은 객관적인 요소가 아니고 철저하게 환자 자신의 주관적인 요소이기 때문이다. 그리고 심리학적으로 만족이란 과거의 경험이나 학습에 의하는 경우가 많다. 예들어 빨간 사과를 보고 사과 그림을 그렸던 경험의 화가는 예쁜 사과라고 인식할 수 있지만 맛있게 먹었던 경험이 있던 사람은 맛있게 생긴 사과라고 인식하게 된다. 이처럼 만족이란 개인의 차이가 너무 크다. 둘째는 콤플렉스를 지닌 환자는 항상 오버 콜랙션을 요구하게 된다. 지극히 정상적인 위치로 개선되어도 본인은 부족하다는 인식을 지니는 경향이 있다. 셋째는 매사에 부정적인 성향을 지닌 경우로 치료결과에 대해서도 부정적인 견해를 지니는 경우이다. 넷째는 의도적으로 병원에서 돈 뜯는 법을 가르쳐주는 인터넷 사이트가 있듯이 그런 몰염치한 경우일 것이다.

'예쁘다, 아름답다, 멋있다' 는 말은 남녀노소를 떠나서 인간 모두의 로망일 것이다. 그럼 왜 인간은 예뻐지는 것에 이토록 열망하는 것일까? "죽어야 사는 여자"라는 영화에서 처럼 여자들은 왜 예뻐지기 위해 독약도 마신다는 것일까?

심리학적으로 '아름다워지고 싶다' 는 생각은 사회적인 '승인 욕구' 의 탓이다. 승인욕구라는 것은 타인으로부터 인정받고 싶고, 주목 받고 싶어하는 심리의 결과이다.[주12)]

여성 잡지의 어느 해 어느 편을 보아도 반드시 나오는 부분이 다이어트 기사이다. 심지어 다이어트를 특집으로 다루면 판매량이 폭발적으로 오른다고 한다. 별로 뚱뚱하지 않고 표준인데도 더욱 날씬해지고 싶어하는 여성들이 많다. 일부 심리학자는 몸매에 극도로 신경쓰는 여성은 현재의 자기 몸매가 보기 싫다는 생각에서 자기 자신에 대한 혐오감을 갖는다고 보고 그 원인은 어려서 부모를 비롯한 주위 사람들로부터 흡족한 사랑을 받지 못했기 때문이라고 했다. 물론 기능을 개선하기 위한 악교정 수술과는 다르지만 예쁘게 보이기 위하여 다이어트에 열을 올리고 가슴 수술을 하는 행동을 모두 이해하기 어려울 수도 있으나 결국은 승인받고 싶은 욕구에서 출발한 것을 보면 왠지 안쓰러운 마음이 든다. 내일 거리에서 쭉쭉 빵빵 S-라인의 미녀를 보면, 무슨 생각이 들까?

주12) 참고문헌 1. 심리학 통이 되는 책 : 신영백 옮김, 한국산업훈련연구소. 2002년

38 "여긴 환자 관리를 어떻게 하는 거야?"

정확하게 들리지는 않지만 데스크 쪽이 소란스럽다. 무슨 일이 또 생겼나보다. 진료를 하면서도 데스크 쪽에 신경이 쓰이며 집중이 잘안된다. 한참을 지나 실장이 들어온다. 실장의 어두운 얼굴을 보니 가슴이 또 철렁 내려 앉는다. 십여년 당했는데도 아직도 덜 무뎌졌나보다. 내용인 즉 교정 치료를 처음 시작한 초등학교 5학년 아이가 3번 내원하고는 4달간 내원하지 않았는데, 엄마에게는 치과 잘 다닌다고 거짓으로 말하였다가 입안에 장치가 없는 것을 이상하게 여긴 엄마가 오늘 발견하고 내원 하였다는 것이다. 그런데 엄마는 4달 동안 병원에서 연락도 안해주고 방치하였다며 이렇게 환자 관리를 안하는 것은 병원의 직무 유기라고 화가 많이 난 상태로 컴프레인 한다는 것이다. 또한 진료실로 들어온 엄마는 필자의 얼굴을 보고 더 큰소리로 관리를 소홀히 했다고 한참을 화를 냈다. 결국 필자가 병원의 입장을 조근 조근 설명하고 나서야 소란이 가라 앉았다.

요즘 많은 병원들이 예약을 문자로 보내주는 서비스를 행하고 있다. 처음으로 문자 서비스가 도입되었을 때 필자는 사용 여부를 두고 많이 망설였다. 돈이 여유 있는 사람들은 좋아하지만 경제적으로 힘든 사람은 상대적으로 예약 문자가 빚 독촉으로 느껴질 수 있기 때문이다. 이런 이유로 필자는 문자 서비스를 사용하지 않았었다. 또한 왜 안오시냐고 전화하는 것도 쉬운 문제만은 아니다. 특히 아이들이 장기간 안 올 때에는 가정에 문제가 생긴 경우를 많이 보았다. 부모가 이혼해서 양쪽이 서로 치료비를 상대방에게 미루는 경우도 있었고, 한쪽 부모가 데리고 먼 지방으로 이사를 간 일도 있다. 그래서 내원하지 않는 환자에게 연락하는 것이 결국 상처를 들추는 경우가 되지 않을까 하는 마음에 조심스럽다. 이런 것들을 설명하고 조금은 수그러 들었지만, 엄마의 그런 모습을 보고 나니 필자가 더 치료할 용기가 나지 않아서 어찌 어찌 잘 이야기 하고 수도 없이 사과한 후 전액 환불 조치하고 그 환자와의 인연을 마무리지였다.

4~5년 전 만하여도 이런 경우라면 엄마 쪽에서 치료받으러 잘 오지 못해서 죄송하다고 수도 없이 말해야 하는 상황인데 작금엔 어찌 갑과 을이 전도 되었다. 참으로 어이 없고 화도 나고 슬프기까지 하지만 이것이 요즘 치과 진료실의 현실인 것을 어찌하겠는가. 우리 스스로 몇푼의 돈을 위해서 생명을 다루는 소중하고 성스러운 진료행위를 서비스를 파는 장사꾼으로 격을 낮추어 버린 결과에 대한 대가를 치루는 것임을 어찌하겠는가. 적어도 의료계에 서비스 개념의 도입과 비즈니스 개념의 도입은 어쩔 수는 없었겠지만 분명한 잘못된 선택이란 생각이 든다. 동양사상에서 재극인(財剋印) 이란 표현이 있다. 재물을 탐하는 것은 명예와 도덕심과 존경받을 마음을 실추시킨다는 것이다. 우리 스스로 장사꾼인 양 선전하여 결국엔 가장 소중한 것들을 잃고 말았다. 미국의 어느 주에는 가정용 청소기에 '이 청소기로는 하늘을 날 수 없습니다', '이 전자레인지로는 고양이를 말릴 수 없습니다.' 라는 문구가 적혀있다고 들었다. '헤리포터와 마법사' 란 영화에서 주인공이 빗자루를 타고 하늘을 나는 것을 본 아이가 청소기를 타고 지붕에서 뛰어 내렸는데 아이의 부모가 회사를 상대로 소송을 냈고 법원에서는 청소기 회사에 아이들이 착각하게 만들었다며 책임을 물었다. 또 어떤 사람이 자신이 기르는 고양이를 목욕시키고 빨리 말리려고 전자레인지에 돌렸는데 고양이가 죽자 회사를 상대로 승소했다는 웃지 못 할 이야기도 있다. 그런데 우리 병원에도 앞의 문구와 비슷한 아무리 보아도 당연하지만 조금 웃긴 문구로 환자가 싸인 하는 난이 최근에 하나 더 추가 되었다. '병원에서의 환자 관리는 병원문 안에 들어 왔을때 부터이며, 내원하는 것은 전적으로 개인의 의지이므로 병원에는 책임이 없습니다.' 라는……

39 "충치가 몇 개인가요?"

치과의사로서 환자에게 받는 질문 중에서 가장 흔하고 중요한 질문이 "충치가 몇 개인가요?" 일 것이다. 또한 정확하게 환자에게 가르쳐 주어서 치료를 받게 하는 것이 우리의 사명이기도 하다. 그런데 교정치료만을 전문으로 하는 필자에게 요즘은 가장 질문받기 싫고 또한 답변하기 가장 곤란한 질문이 되어버렸다. 어떤 학생 환자의 질문에 3개라고 답변하고 저녁 때 쯤 어머니로부터 항의 전화를 받았다. 충치 치료하러 갔더니 8개나 된다는데 도대체 치과의사가 충치 갯수도 못세고 그동안 충치 발견도 못하고 있었냐는 원망 섞인 항의 전화였다. 설명하면 할수록 구차해지는 마음에 결국엔 죄송하고 좀 더 신경쓰겠다는 말로 마무리 되었지만 그날 하루동안 마음 한구석에 무거운 돌 덩어리 하나를 안고 있었다. 물론 지금도 내려놓지 못하고 있으며 요즘은 질문을 받으면 "충치는 치료하실 선생님이 가장 잘 보시니깐 다니시는 치과에 가서 물어보세요"라고 답변하고 직접적인 대답을 회피한다. 충치 갯수는 내가 무엇이라고 이야기해도 다음에 검진하고 충치 갯수를 이야기하는 선생님과 정확하게 맞지 않으면 환자들은 의심한다. 예를 들어 나보다 많게 이야기했을 때 환자의 생각은 둘 중에 하나이다. 발견하지 못한 내가 무능력자이거나 많게 이야기한 선생이 바가지를 씌우는 사람으로 판단되기 쉽다. 결국 정확하게 맞지 않는 다면 어떤 상황도 의사에 대한 환자의 믿음은 깨질 수밖에 없는 구조이다. 환자 입장에서 보면 개당 치료비가 몇 만원에서 몇 십만원이 오가는데 어찌 정확하지 않다는 것을 납득할 것인가?

충치의 개수가 달라지는 이유는 결국 '점'에 있을 것이다. 예방적 차원에서 시기를 놓치기 전에 하는 것이 낫다는 점도파(점만 있어도 판다고)의 입장과 진행되기까지는 시간적 여유가 있고 관리 잘하면 나중에 해도 되지라는 여유파가 있기 때문일 것이다. 그러나 이것을 각각의 치과의사의 판단에 맡기기에는 치과의사가 받아야할 불신감은 구조적으로 점점 커지고 치과의사들 간에도 알게 모르게 거리감이 생긴다. 심리학적으로 상처받은 동물은 부정적이기 쉽기 때문이다. 따라서 메디칼이 검사지에 의존하는 것과 같이 우리도 충치 검사 기계를 도입하던, 예방 차원의 점도파로 일관하던, 서로 갯수를 일치시킬 수 있는 일련의 조치가 심각하게 필요한 시점이다.

필자가 알고 지내는 안과원장님이 처음 개원 했을 때의 일이다. 근처 토박이 안경점 주인에게서 전화를 한통 받았다. 내용인 즉슨 환자의 안경 도수를 조금만 높여주면 환자들이 좋아하는데 왜 미련하게 낮추어 보내냐는 전화였단다. 내가 들어도 참으로 기가 막힌 일이 아닐 수 없었다. 일반적으로 어떤 일이 발생은 되었는데 누가 일을 했는지 모르는 경우가 많다. 예를 들면 치전원 탄생등도 비슷할 것이다. 그런 경우 현자들은 누가 이익을 취했는지를 파악하고 이익을 얻은 자가 일을 진행하는 경우가 많다라고 했다. 즉 그 안경사는 환자의 이익보다는 본인의 이익이 더 중요했고 안과의사는 본인의 이익 위에 환자의 이익이 우선했다고 판단할 수 있는 부분이다.

융은 집단적 무의식을 이야기하고 그것을 구성하는 것을 '원형(Archetype)' 이라고 명명하였다. 그래서 사람들은 내면과 다른 가면을 쓰고 인생(페르소나: 가면을 쓴 인격)을 살고 있다고 하였다. 가면을 쓰고 살지만 내부 속에는 원형이 있다.[주 13] 이것에 의하면 의사는 의사로서의 기본적인 의식, 판사는 판사로서의 사명의식 등의 집단 무의식이 있으며 그 원형은 양심을 지속적으로 괴롭히게 될 것이다. 괴로워진 마음은 다시 프로이드의 방어 기전에 의하여 자기 합리화를 통하여 무의식 속으로 넣어버린다. 그리고 그것은 또 다시 의식으로 떠오르며 양심을 괴롭히는 싸이클을 겪을 것이다. 이에 필자는 내부의 심리적 갈등의 고리를 유발하는 '충치의 갯수' 는 반드시 해결해야 할 현치과계의 집단 과제라 생각한다.

주 13) 참고문헌 1. 심리학 통이 되는 책 : 신영백 옮김, 한국산업훈련연구소. 2002년 (49p)

40 "고3 인데요!"

초진 환자 상담을 위해 상담실에 들어설 때 고등학생으로 보이는 환자와 뭔가에 쫓기는 듯한 엄마가 보이면 이젠 필자도 긴장이 된다. 입시 지옥인 우리나라의 교육 현실에서 쿨하게 고등학생을 1~2년의 시간을 빼앗겨야 하는 교정치료를 해주겠다고 할 수 있는 부모님이 많지 않은 상황에서 병원에 내원 했다면 나름대로 많은 사연들이 있을 수 있기 때문이다. 물론 예술고를 다닌다거나 연예인 지망생 같은 예외적인 상황을 제외하면 대부분 비슷한 마음일 것이다. 예전에 비해서 요즘은 많이 달라진 모습을 보이지만 아직도 고등학생들의 교정치료는 그리 쉽지 않다. 따라서 상담실에서 엄마의 입에서 "고3 인데요...."란 말이 떨어지면 필자는 머릿속으로 단단히 마음의 준비를 한다.

자칫 말 한마디 삐끗 잘못 나가서 고3 학생은 물론 고3 엄마의 심기를 건드린 순간에는 뜨거운 기름에 물 튀는 듯한 결과가 나오기도 하고 심지어는 외래가 떠들썩하게 수습하기 어려운 지경까지 이르기도 하기 때문이다. 언제 부터인지 우리나라에서 고3 학생과 고3 엄마는 특별한 대접을 받는 위치가 되었다. 아마도 입시로 인하여 스트레스를 가장 많이 받는 사람들이기에 이에 대한 배려적 차원이었을 것이다.

특히 고3들이 심리적인 압박감을 견디지 못해 심리적인 방어 현상의 하나로, 회피가 나타나는데, 입시에 실패했을 때를 대비한 핑계를 만들기 위한 '고3 병' 이 그 예이다.

고3 병은 본인은 인식하지 못하지만 실제로 본인이 고통을 받으며 다양한 방식으로 눈 ,코, 귀, 소리, 두통 등등... 전신에서 나타난다. 그중 치과 외래에서 접할 수 있는 '고3 병' 을 생각해보면 가장 흔한 것이 악관절증이다. 악관절 주위 통증과 소리에 집착하는 경우이다. 소리가 나고 통증이 점점 심해진다는 것이다. 그 다음으로는 교합이 문제이다. 어느날부터 물리는 것이 이상하고 그래서 거울을 보니 얼굴이 점점 틀어진다는 것이다. 다음으로는 알 수 없는 치아 통증이다. 자고 일어났더니 치아가 아프기 시작한 것이다. 아주 큰 통증이 있는 것도 아니지만 그렇다고 없는 것도 아니다. 이상과 같은 증상으로 치과 외래에서도 고3병을 만날 수 있다. 그 다음은 가장 곤란한 경우인데 무조건 환자가 우기는 경우이다. 고3 가을이 지날 때 즈음 내원해서는 다짜고짜 발치하고 교정해야하니 이 빼 달라는 경우이다. 물론 이 상황를 좋아하는 엄마는 한 명도 없다. 대부분은 아이의 심기를 건들지 않으려고 치과의사에게 석달 후 쯤 시험 끝나고 치료하자고 대신 이야기할 것을 기대하는 경우이다. 이때 엄마 편을 들지 않으면 두고두고 후한을 남기게 될 것이다.

고3이 아니어도 엄마와 아이의 생각과 의견이 다른 경우도 많다. 아이는 교정치료를 받고 싶은데 어떤 연유에서인지 엄마는 원하지 않는 경우, 상담 내내 엄마는 안티적인 발언을 일삼는다. 결국 엄마는 필자의 입에서 엄마가 원하는 답이 나올 때까지 집요하게 삐딱선을 타게 된다. 젊었던 시절엔 답답함에 한숨도 쉬었지만 세월 탓인지 요즘은 바로 엄마가 원하는 답을 이야기 해주고 만다.

삼한사온이 없어지며 지속되는 한파 속에서 전세값은 천정부지로 솟고 있다. 나하고 상관없는 남의 이야기라고 생각하는 분들도 있겠지만 서민을 주 고객으로 하는 일반 치과는 마냥 자유롭지만은 않다. 서민들의 주머니가 점점 얇아지기 때문이다. 전세 값이 1억이 오를 때마다 이자가 60만원씩 더 나가야 하니 걱정이 아닐 수 없다. 하루 빨리 경기가 좋아지고 전세값도 내려 서민들의 주머니가 두둑해지길 기대한다. 창밖에는 또 눈이 날린다. 모든 치과의사의 마음에도 하얀눈이 예쁘게 내려 어두운 근심을 모두 덮어 주길 바란다.

41 "그냥 알아서 해주세요"

"그냥 알아서 해주세요" 라고 말하는 고객은 모든 업종을 불문하고 마치 백지 수표를 내밀고 맘 놓고 금액을 적으라고 하는 백만장자와 같은 최고의 고객일 것이다. 물론 치과의사에게 있어서도 최고의 환자임에 틀림없을 것이다. 모든 것을 의사를 믿고 맡기겠다는 믿음의 화신인 것이다. 이 얼마나 아름답고 이상적인 일이 아닌가.

그런데 호사다마라고 했던가. 간혹 그 다음에 "알아서 해달라고 했지 이렇게 해달란 것은 아니었어요!" 라는 말이 따라올 때는 시세말로 "헐"이란 단어가 머리 속을 꽉 채운다.

그야말로 천국에서 지옥으로 바뀌고, 어제까지의 천사가 돌연 적으로 둔갑하는 순간이다. 해법도 없는 외통수인 것이고 숨이 턱 막히고 기가 찬 일이다. 더욱 기막힌 일은 결론이 항상 간단하다는 것이다. 미리 알아서 고객을 만족시키지 못한 술자의 잘못이라는 사실이다. 모든 것이 술자의 잘못으로 결론지어질 때 까지 집요하게 발뺌하고 오리발 내밀고, 결국엔 무조건 항복을 받아낸다는 것이다.

사랑과 미움이 종이 한 장 차이란 말이 있다. 얼마 전 딴 남자를 쳐다 보았다는 이유로 애인을 살해한 사건이 있었다. 사랑이 순간적으로 미움으로 변하고 그것이 극단적인 증오로 바뀌면서 나타난 행동이다. 이처럼 사랑과 미움이라는 상반된 감정이 서로 뒤바뀌는 심리현상을 심리학에서는 '카타스트로피(Catastrophe)이론' 이라고 한다. 인간의 마음에는 항상 모순된 감정이 있다. 예를 들면 싫은 것을 피하고 싶은 심리가 있는가하면, 동시에 싫은 것에 가까이 접근하고 싶다는 모순된 심리가 마음 속에 내재되어 있다고 한다. 그래서 전율감을 맛보려고 공포영화를 보는 것도 그 한 예이다. 이와 같은 상반된 감정 가운데 불쾌한 감정은 평소 마음 속 깊은 곳에 억압되어 있다가 흥분 상태가 되면 갑자기 의식의 표면으로 튀어나오는 경향이 있다. 진취적이고 의욕적이던 사업가가 실패했을 때 갑자기 자기는 쓸모없는 인간이라고 생각하고 죽는게 낫다는 결론에 자살하는 경우가 있다. 혹자는 이를 실패라는 심리 상태가 일종의 흥분 상태로 변하여 '죽음' 이라는 불쾌한 상황을 선택하게 한 것이라고 설명하기도 한다. 주로 남성보다는 여성에서 많이 보이는 현상으로, 행복한 것이 도리어 겁이나서 사랑하는 애인의 곁을 떠나는 비극의 주인공같은 자의식도 갑자기 자각한 불쾌한 쪽으로 접근한 것이라는 해석이 가능하다. 이처럼 모순된 마음을 공유하고 있기 때문에 인간의 행동이 이해하기 어려운 것이다.[주 14)]

따라서 심리학적으로 환자의 절대적인 믿음의 표현은 절대적인 불신의 마음도 내포하고 있다고 불수 있다. "알아서 해 주세요"의 말뒤에는 "이런 걸 원한 것은 아닌데요"가 반드시 따라다닌다는 것을 인식하여야 할 것이다.

더불어 심리학에서는 '내부 통제형인간' 과 '외부 통제형인간' 이 있다. 예를 들어 열심히 공부를 했는데 불합격되었을 때, '내부 통제형' 은 본인보다 더 열심히 공부한 사람이 있다고 생각하고 본인 탓으로 돌리는 유형으로 자신에게 엄격하고 삶에 책임을 지고 인생을 개척할 힘을 소유한 사람이다. 반면 '외부 통제형' 은 자신이 운이 없어서, 시험 보는 날 컨디션이 나빠서 시험을 잘못보았다고 생각하는 것과 같이 실패의 원인을 자기가 아닌 다른 곳에서 찾는 유형으로 자신에게 관대하고 삶을 도박처럼 여기고 인생을 책임지지 않는 사람이다. 즉 똑같은 "알아서 해주세요"란 말도 어떤 유형의 사람이 말했나에 따라서 결과는 확연히 달라진다. 내부 통제형 환자라면 어떤 결과든지 순응하고 불만이 있더라도 더 좋은 방법을 모색하겠지만, 외부 통제형 환자라면 완벽하게 만족하는 것이 아니라면 그 불만의 대부분이 술자의 몫일 것이다. 환자보는 지혜가 요구되는 순간이다.

주 14) 참고문헌 1. 심리학 통이 되는 책 : 신영백 옮김, 한국산업훈련연구소. 2002년

42 "나와 같은 케이스를 치료한 것을 보여주세요"

진료실 외래에서 가장 많이 듣는 질문 중에 하나가 "나 같은 케이스를 치료한 것을 보여 주세요"일 것이다. 거기에다 어떤 환자는 본인의 치료 후의 결과를 시뮬레이션으로 보여 달라고 요구하는 경우도 있다. 물론 환자들은 치과에 내원하기 전에 수도 없는 고민을 하고 인터넷에서 알아보고 본인의 사례에 맞추어 여러 번 소설을 써보고 그리고 내원하여 최종적으로 치과의사 입에서 이야기를 듣고 눈으로 확인하고자 한다. 요즘은 컴퓨터 기술이 발달하여 수술 전, 수술 후 시뮬레이션을 보여 줄 수도 있고 교정치료 전 후의 상태를 보여줄 수도 있다. 그리고 수많은 치과 홈페이지에 치료 전후의 케이스가 소개 되고 있다. 그러니 환자가 자신의 상태를 알고자 하는 것도 무리는 아닐 것이다. 결국 환자들은 치료 전에 심리적으로 위로 받고 치료 후의 결과에 대한 자신을 갖고 싶은 마음일 것이다. 이런 경우에 필자가 치료한 케이스도 있지만 환자와 유사한 케이스를 교과서에서 골라서 보여 준다. 좀 더 객관화 시키고자하는 마음이 있어서이다. 실제로 있었던 사례로 한번은 미국에서 컴퓨터로 교정환자를 분석하는 프로그램이 개발되어 환자에게 술전, 술후 시뮬레이션을 보여주고 프린터까지 해주고 치료를 한 경우가 있었다. 치료는 잘 끝났는데 환자는 치료에 불만을 갖고 소송을 하였다. 내용은 시뮬레이션대로 되지 않았다는 것이었다. 그리고 치과의사가 소송에서 패소하였다. 지금 성형외과에서, 치과에서 공격적 마케팅의 일환으로 많이들 사용하고 있지만 언젠가는 우리나라에서도 이와 같은 일이 벌어질 것이라고 생각한다. 아니 공개되지 않은 상태에서 실제로 벌어지고 있을 지도 모르는 일이다. 간혹 치료 받고 있는 환자가 자신의 치아를 디카로 찍어서 프린터해 가져와서는 조목조목 그림으로 그려가면서 이렇게 저렇게 해달라고 하는 경우가 있는 것을 보면 필자의 우려가 노파심만은 아닌 시대에 살고있다는 생각이 든다.

환자는 다시 "원장님이 치료한 것은 없나요?"하고 실력과 경험에 대한 의심의 눈초리로 질문을 한다. 이에 "어디 치료라는 것이 항상 같을 수 있나요, 그리고 남이 그렇게 되었다고 나도 꼭 그리되는 것은 아니지요."라고 정면적 답변을 회피하곤 한다. 물론 처음에 의심이 많은 환자가 치료가 끝날 때까지 피곤하게 구는 경우는 드물다. 하지만 필자의 경험으로는 그래도 처음 상담에서 어떤 식으로든 부드럽지 않았던 환자들이 결국 마지막에 치료에 대한 만족도가 떨어지는 경우를 많이 접한다. 이런 환자들은 대략 세가지 패턴을 보인다. 첫째가 처음엔 까다롭다가 점차적으로 불만이 없어지는 경우로 의사에 대한 경계와 신뢰를 회복하는 경우라고 판단된다. 두 번째는 지속적으로 까다로움을 유지하는 경우로 본인의 생각과 판단이 강한 환자라고 생각 된다. 세 번째는 처음에 까다롭게 시작해서 치료 종반부까지는 무난하지만 치료 종료시기가 가까워질수록 점점 더 까다로워지는 경우로 의사의 판단을 흐리게 하며 매우 곤란한 때가 많다. 아마도 지금 끝내면 무엇인가를 손해를 보지 않을까 하는 마음일 수도 있다. 이런 경우는 의사의 차분한 설명으로 극복할 수 있다. 하지만 원인이 불분명하게 점점 불만의 강도를 높여가는 경우도 있다. 이때는 불순한 의도를 생각 안에 깔고 있을 수도 있으며 치과진료 특성상 객관적으로 증명하기 어렵다는 것이 치과의사들의 한계일 것이다. 또한 치과진료가 불가역적 치료가 많다는 것도 어려움 중에 하나일 것이다. 어제까지 그냥 스쳐 지났는데 청명인 오늘 아침 출근길에 개나리가 활짝 핀 것이 너무도 예뻤다. 아무리 겨울이 추워도 경칩에는 개구리가 깨어나고 청명에는 개나리가 핀다는 사실이 새삼 새롭게 마음에 들어온다. 아스팔트에 아련히 피어오르는 아지랑이가 봄이라고 속삭이고 마음 한구석에도 아련하게 피어오른다. 지난 일요일 삼각산 등산로에는 잔설이 남아 있었지만 이 번 봄비에 사라지리라.

43 "씹히는 것이 이상해요!"

필자가 20여년 환자를 보면서 들은 말 중에서 가장 무섭고 두려운 말을 고르라고 한다면 그중에 최고는 단연코 "씹히는 것이 이상해요"이다. 씹히는 것을 환자가 이야기 할 때는 너무도 다양하고 광범위한 요소를 지니고 있어서 간단하고 단순하게 해결하고 말 할 수 있는 상황이 아닌 경우가 대부분이다. 전문 용어로 교합이란 표현일 것이나 환자들이 이야기하는 '씹히는 것'은 의사들이 생각하는 학문적인 교합과는 조금은 다르다는 생각을 필자는 가지고 있다. 의사의 교합 속에는 환자의 생각과 감정이 없으나 환자의 '씹히는 것'에는 생각과 감정이 들어 있다. 결국 환자의 교합에 대한 컴플레인 속에는 원인적인 생각과 감정이 자리 잡고 있는 경우가 많다. 예를 들자면 어떤 환자 한 분이 어느 날 거울을 보다가 문득 얼굴이 비대칭인 것을 발견하였다. 본인은 예전의 사진을 꺼내 놓고 과거와 현재의 얼굴을 비교하면서 그 원인을 스스로 찾으려고 노력한다. 그 와중에 턱의 위치를 좌우로 움직여도 보고 이런 저런 모습을 보다가 보니 턱이 약간 움직이면 얼굴이 맞아 보인다. 그리고 보니 이가 물리는 것이 좌우가 다르다. 계속해보니 하면 할수록 점점 물리는 느낌이 확실하게 좌우가 다르다. 언제부터인가를 생각해보니 얼마 전 아니면 혹은 오래 전, 치과에서 치료받고 부터인 것 같다는 느낌이 든다. 그래서 치과에 찾아가서 문제점을 토로했더니 치과의사가 강력하게 발뺌을 한다. 환자는 확실하게 의사가 과실하여 발뺌한다고 생각하고, 이제 점점 더 얼굴이 틀어지는 것 같이 보인다. 이와 같은 이야기는 충분히 현실성이 있고 필자도 여러번 경험한 일이다. 이런 경우를 필자는 "할아버지 수염현상"이라고 정의하였다. 우리나라 옛날 이야기 중에 하나로, 손자가 할아버지에게 질문하였다. "할아버지는 주무실 때 수염을 이불 속에 넣고 주무시나요, 아니면 밖으로 내고 주무시나요"이에 할아버지가 잠자려고 누워서 수염을 넣어보니 좀 이상하고 내어보니 그것도 이상하고 결국 밤새도록 수염을 넣었다 내었다하다가 잠을 못

주무셨다는 이야기이다. 여기서 보듯이 평소에 느끼지 못하던 사항을 인식하기 시작하면 모든 것이 이상하게 느껴지는 것이고 그것이 불신과 결합하면 걷잡을 수 없는 방향으로 튀는 경우를 자주 목격한다. 따라서 구환이든 신환이든 씹는 것에 대한 질문을 받으면 답변에 신중을 기하지 않으면 두고 두고 고충을 받을 수 있다.

또 다른 하나는 사람들이 병이 들어서 입원해보거나 학교에 못가서 친구들이 꽃다발을 들고 병문안을 오면 좋겠다고 생각하는 심리가 있다. 이는 남에게 뭔가 인정 받고 싶다는 심리와 심리학적 용어로 "셀프 핸디캡"이라는 말로 본인에게 어떤 핑계거리를 마련하려는 심리현상이 복합된 경우이다.[주 15] 이와 같은 경우에 환자가 구강 내에서 가장 쉽게 발견할 수 있는 증상이 '씹는 것이 이상함' 이다. 물론 그것을 찾아야 하는 이유는 다양할 수 있다. 예를 들면 치료비가 없는데 치료 예약일이 다가 온다거나, 명절은 다가오는데 시댁엔 가고 싶지 않거나, 시험 공부는 안했는데 시험을 봐야 하거나 등등 수 많은 사건들이 있을 수 있다. 그리고 그것을 환자가 인식할 수도 있고 인식 못 할 수 도 있다. 이럴 경우, 환자가 인식하고 있을 때에는 해결이 빠를 수 있으나 환자도 인식 못하면서 이야기 할 때는 참으로 힘든 마음 고생을 겪어야 하는 경우가 많다. 치과의사는 교합으로부터 자유로울 수 없다는 핸디캡을 지니고 있다. 그 시작은 해부학적인 형태의 다양성으로 인하여 좌우측에 물림이 정확하게 똑같을 수 없다는 것이다. 이에 필자는 치아를 배열하고 눈에 보이게 맞추는 일은 치과의사가 할 수 있지만 그것을 느끼는 것은 사람의 능력이 아닌 신의 영역이라고 설명을 하곤 한다. 그래서 오늘도 인간의 영역에서 신의 영영을 넘보지 않으려 노력한다.

주 15) 참고문헌 1. 심리학 통이 되는 책 : 신영백 옮김, 한국산업훈련연구소. 2002년 (69p)

44 "우리 남편이 그 병원에 다녀갔다는데요...."

주로 아이를 엄마가 병원에 데려오는 경우가 많지만 아빠와 같이 오는 경우가 가끔 씩 있다. 특히 토요일에 자주 보는 일이다. 물론 아주 가끔은 평일에도 아빠가 데려오는 경우도 있다. 그런데 재미있는 것은 설명을 다 듣고 난 후 집으로 돌아간 뒤에 병원으로 부인에게서 전화 오는 경우가 많다. "우리 남편이 그 치과를 다녀온 것 같은데요...."로 시작한 말은 거의 대부분이 순진한 아이에게 사기꾼이 사기 친 듯한 뉘앙스로 다그치는 경우가 많다. 그런 경우가 아니면 몇 일 뒤에 부인이 병원으로 직접 다시 찾아와서는 처음부터 다시 설명할 것을 요구한다. 그래서 필자는 아빠가 데려온 경우에는 다시 설명할 것을 염두에 두어 아주 간결하게 설명하고 집에 가서 가족 회의를 해보라고 권한다. 병원에 아빠가 아이를 데려오는 경우의 수를 생각해 본 적이 있다. 우선 엄마가 무슨 일로 부재중일 경우가 있다. 그러나 이 경우는 적다. 남자가 부인 허락 없이, 아니 시키지도 않았는데 스스로 아이를 데리고 병원에 오는 경우는 거의 불가능하다. 이혼한 경우일 가능성은 가끔은 있다. 아니면 엄마가 휴가중인 남편에게 오더를 내리고 간 경우가 일반적이며 이 경우엔 반드시 엄마가 다시 나타나서 처음부터 설명하길 요구한다. 마지막으로는 토요일에 집에서 빈둥거리고 걸리적거리는 남편이 보기 싫어서 밖으로 내보낼 핑계로 병원에 보내는 경우다. 이 경우에는 돌아간 뒤에 아무런 연락이 없다. 최소한의 관심이라도 있다면 전화해서 비용이라도 확인 하기 때문이다.

심리학적으로 사람에게는 남녀를 불문하고 모두가 여성성과 남성성을 지닌 양성적인 성향을 지니며 그 것이 성장 과정을 통하여 호르몬적인 영향과 주변 환경적인 영향에 따라서 어느 한쪽으로 치우쳐지게 될 수 있다. 여성 중에서 남자 옷을 입고 다닌다거나 털털하게 행동한다거나 하는 것은 본인 속에 있는 여성성을 발견하지 못하였거나 성장기 중에 어떤 이유로 인하여 여성성을 부정하면서 생기는 행동이라고 할 수 있다. 예를 들어 아들을 원했는데 딸로 태어났다는 말을 들었을 때 본인의 여성성에 대하여 심리적으로 위축될 수 있고 또 딸이 본 엄마의 삶이 전혀 원하지 않는 모습일 때에 딸은 여성성에 대하여 부정적이기 쉽다. 남자들 또한 본인의 내부에 남성적인 부분과 여성적인 성향을 모두 지니며 상황에 따라서 표출되는 것이 다르다. 엄마를 만났을 때든지 여자 친구를 만났을 때 잠재해있던 여성성이 나타날 수 도 있다. 따라서 가정 속에서 남성은 여성성이 나타나고 여성은 남성성이 나타날 가능성이 많아 남편이 아내의 오더를 받고 움직이는 성향을 띌 수 있다. 특히 40대 후반이 되면서 남자는 남성호르몬이 적어면서 여성적 성향이 나타나고 반대로 여자는 폐경기가 오면서 여성호르몬이 줄어들면서 남성성이 강해지는 경향을 띈다.

요즘 매스컴에서는 성전환에 대한 이야기도 많이 나오고 동성 연애도 많이 이야기되고 있다. 이는 각자가 본인의 성에 대한 정체성이 흔들려 생기는 현상이고 성장 과정에서 본인의 성에 대한 불만과 상대성에 대한 동경이 만들어내는 마음의 장난일 수 있다.

며칠 후면 50세가 되는 나이에도 필자는 아직도 마음을 들여다보며 본인의 정체성을 찾는다. 진료를 하고 환자를 대할 때 남성성으로 하지 않고 여성성으로 하면 좋은 이미지의 친절한 의사가 될 수 있으련만 어찌된 것이 진료에 임하면 여성성은 사라지고 남성적 성향만 나타난다. 스스로 시대가 바뀌어서 진료하는 의사도 바뀌어야 한다고 수도 없이 생각하고 다짐을 하지만 역시 변하기가 어려운 것 같다. 웃어야 한다고, 서비스 업종에 종사하는 모두가 그러하듯이 웃어야 한다고 마음 속에 다짐을 하면서 거울을 보고 웃는 연습도 해보다가 문득 몸만 팔면 되던 시대가 그리워진다. 그런데 이젠 웃음도 팔아야한다니... 미래엔 무엇을 팔아야 할까? 부디 양심까지 팔아야 하는 시대는 절대 오지 않기를 기도하여 본다.

45 "이거 당신이 쓴 챠트 잖아!"

어느 날인가 환자로부터 "이거 당신이 쓴 챠트 잖아"란 말을 들어 본 적이 있는 의사라면 흔한 시세 말로 환자를 볼만큼 봤다고 해도 좋을 것 같다.

의사와 트라블이 생기면 환자는 자기 주장만을 내세운다. 결국 의사는 차트의 기록을 보여주게 되고 챠트를 보여주면 그 다음에 공식처럼 환자의 입에서 "당신이 쓴 거 잖아"라는 말이 따라 나온다. 옛 선배님들의 말씀에 자기가 만든 틀니를 두 번은 밟아서 부수어 보아야 진짜 치과의사에 입문했다고 할 수 있다는 말이 생각난다. 환자의 불만은 점점 늘어나고 지능화되어 가는 듯한 느낌이다. 과거에는 치료 후에 아프거나 예기치 못한 일이 발생하였을 때 환자와의 트러블이 발생했다면 요즘은 너무도 다양하고 다각화 돼서 환자와의 트러블이 발생된다.

한 예로 교정 치료시에 당연한 해부학적 구조를 스스로 우연히 발견하고 마치 피해라도 당한 것으로 인식하고 의사에게 공격하는 것으로 예를 들면 구치부의 약간의 설측 경사를 말할 수 있다. 필자의 경험으로 보아 하루에 거울을 50번 이상 보면 발견하는 것 같다. 거울을 100번 이상 보면 치아 크라운의 크랙을 발견하고 디본딩에 의한 후유증이라고 의심한다. 이는 의사에 대한 불신에서 오는 것으로 피해의식에 의한 막연한 불안 심리라고 볼 수 있다. 이 경우는 시간이 걸려서 그렇지 교과서를 보여 주며 설명하면 이해시킬 수 있다. 문제는 약 150번 이상 볼 경우다. 이 정도면 얼굴의 볼살이 약간 차이 나고 중앙이 0.2mm 안 맞아 보인다. 이미 환자의 마음에서 본 것이기 때문에 일단 인정해주고 무엇인가 해주면 어느 날 맞아 보인다. 이 또한 시간의 문제이니 큰 문제는 아니다. 진짜 문제는 의학 논리와 상식에 전혀 맞지 않는 데도 환자가 아픔을 주장하는 것이다. '뭔가 이상해요' '치료 받고부터 더 이상해요' 등 과학적이지 않은 말을 하는 것으로 심리학에서는 신체형 장애(somatoform disorders)라고 한다. 질환이 없는데도 불구하고 환자가 실제로 고통을 받는 것으로 미국 정신 심리학회에서 규정한 DSM-IV에 해당하며 신체형 장애에는 전신적인 증상으로 나타나는 신체화 장애(somatization), 국소적인 기관에 나타나는 증상으로 작은 원인이 확대되어 나타나는 전환 장애(conversion disorder), 신체의 한부분에 심인성에 의한 통증이 유발되는 통증 장애(pain disoredr), 건강 염려증(hypochodriasis), 스스로 못생겼다고 믿는 신체 변형 장애등이 있다. 신체화 장애는 평생 유병율이 여성에서 0.2~2%이고 남성에서 0.2%를 보인다. 그리고 이 환자들의 특성이 병원 쇼핑하는 환자의 다수를 이룬다. 따라서 병원에 내원하는 환자에 따른 유병률은 거의 5~10%에 육박하기도 한다. 적지 않은 수이며 신체화 장애는 15년 추적결과에서 31%만 회복을 보여 치료되기 어려운 문제이므로 일단 이런 환자와 문제가 생기면 그 해결이 참으로 어려워질 수 있다. 전환 장애는 일부의 작은 증상을 점점 크게 확대 하여 나타나는 증상으로 예를 들어 아말감 충전을 했는데 안면 통증으로 입을 벌리지 못한다고 하는 등의 증상으로 일반인에게는 0.03%이나 내원 환자에서는 5~14%에 이른다. 통증 장애는 아무 이유없이 어느 특정 부위에 원인없는 통증이 생기는 것으로 요통에 많고 10~15%에 이른다.[주 16)] 이상은 심리학적인 면이고 이 이외에 두 가지가 더 있다. 첫째가 TV 드라마인 롤러코스트에 나오는 남녀 대화 접근법인데, 자신에게 유리하게 기선을 제압 하는 화법으로 일단 큰소리로 눌러 놓고 보기다. 둘째는 명백히 논리적이고 누가 봐도 옳은데도 무조건 모르쇠로 일관하며 강짜 놓는 것으로 위에 언급한 모든 항목에 해당되지 않는 것이다. 나도 아직 잘 이해 하지 못하고 정말 모르겠는 부분이다. 다만 올해 83세 되신 어머니께서 가끔 하신 말씀이 귓속 한구석 에서 맴돈다. "살면서 전혀 이해되지 않는 일이 생기면, 그건 거의 대부분 돈 문제 란다."

주 16) 참고문헌 6. 현대이상심리학 : 권석만 저, 학지사. 2008년 (241~268p)

46 "치과 보험을 들면 도움이 되나요?"

어떤 모임에서 지인으로부터 방송에서 치과 보험에 대해 많이 나오는데 도움이 되는지에 대한 질문을 받았다. 잠시 생각하다가 "보험이 다 그렇지 않겠어요?" 라고 간단하게 답하였지만 마음 한구석은 참 무거웠다. 요즘 케이블 방송을 보면 가장 많은 광고가 사금융, 상조회사, 보험광고이다. 그 중에서 치과와 관련된 보험 광고도 적지 않다. 처음엔 치과 관련 보험이라서 관심 있게 들어 보았지만 좀 황당할 것 같은 느낌에 요즘은 무시하고 있으나, 실제로 심리학적인 측면에서 보면 심각한 치과 이미지의 왜곡이 있다.

광고 방송에서 사용하는 심리학적 기법은 대략 두 가지 정도이다. 첫째는 레몬이나 자두를 연상하는 것만으로도 입안에 침이 고이는 것과 같은 고전적 조건부여에 의한 학습을 이용하는 것이다. 예를 들어서 피부 미백 크림을 광고하려는 회사는 젊고 아름다운 여배우를 선택하고 장소는 피부가 상대적으로 희게 보이도록 검푸른 바다와 파란 창공이 시원하게 펼쳐지는 모래사장을 배경으로 할 것이다. 결과적으로 완성된 광고속의 영상은 아름다운 해변의 경치와 조화를 이루는 여배우의 매력적인 모습이 사람의 눈길을 사로잡고 이를 보는 여성들은 정말 희고 아름다운 피부에 감탄하면서 본인도 되고 싶은 욕망을 가지게 된다. 이때 아주 자연스럽게 미백 크림을 보여주면 '저 크림을 바르면 희고 아름다운 피부가 될 거야' 라는 생각을 갖게 되는 것이다. 다른 하나는 잠재 의식 광고(Subliminal advertising)로 인간의 잠재 의식에 호소하려는 광고 기법인데, 영화 속에 교묘하게 주인공이 콜라를 마시는 장면을 삽입시켜서 관객에게 잠재 의식 속에 콜라를 마시면 시원할 것이라는 이미지를 심는 것이다. 결국 영화 상영이 끝나고 관객들이 콜라를 마시게 되는 현상이다. 여기서 보듯이 광고가 지니는 심리적인 효과는 적지 않다.[주 17)]

주 17) 참고문헌 1. 심리학 통이 되는 책 : 신영백 옮김, 한국산업훈련연구소. 2002년 (133~134, 172~173p)

그런데 케이블 방송에 나오는 치과 관련 보험광고를 보면 크게 주입하는 이미지는 치과 치료비가 아주 고가라는 것을 강조한다. 따라서 보험을 들어야만 양질의 진료를 받을 수 있다고 세뇌한다. 여러 번 반복되는 광고를 지속적으로 접하다 보면 결국 시청자는 잠재의식 속에는 '치과 = 고가' 라고 세뇌 될 가능성이 높다. 결국 일선 치과에서 얼마를 책정해도 고가라는 심리적 저항을 접하게 될 것이다. 따라서 치료수가를 낮추어도 결국 시청자에게는 고가일 것이므로 이는 심각한 문제가 아닐 수 없다. 이런 시기에 설상가상으로 국가에서 저수가를 위하여 메뉴판을 만들게 하였고 덤핑치과들이 수가를 낮추고 있는 것이 현실의 치과계이다. 이대로라면 아무리 수가를 낮추어도 환자들은 만족 못하는 상황이 올 것이다.

지금은 이런 부정적 이미지를 개선하기 위해서 모든 치과의사들과 협회 차원에서의 긍정적 효과의 공익 광고가 절실하게 필요한 시점이다. 더불어 치과계가 어찌하여 이런 싸구려 상술의 희생물이 되어가고 있는지 실로 안타깝다. 결국 최종적인 피해자는 선량하고 양심적인 치과의사와 정확한 판단력 부족으로 선택을 잘못한 환자 자신들일 것이다. 옳고 그름을 알 수 없는 무분별한 인터넷 정보, 덤핑 치과 광고, 치과 보험 광고, 등으로 환자가 정확한 선택을 하기엔 현실은 참으로 어렵고 복잡하다. 치과의사들이 힘을 모아서 대처를 해도 어려운 일들이 산적해 있는데 우리는 우리끼리 분란 속에서 갈 길을 잃고 있는 듯하다. 옆집에서 부부 싸움하면 누가 옳든 그르든 상관 안하듯이 결국은 잘 잘못을 떠나서 치과의사들의 전체적인 위상 하락으로 이어질 것이기에 더욱 마음이 아파온다. 광고상의 치과에 대한 부정적 이미지는 결국 치과의사의 부정적 이미지로 전환될 것이다. 부디 치과의사들의 자성과 미래에 대한 대책 마련이 시급한 때라는 생각이 든다. 새로운 집행부가 탄생되는 시점에서 희망적인 생각을 꿈꾸어 본다.

47 "치과 치료 받고 우울증 생겼어요!"

작년 초쯤에 광주에서 성형수술과 교정치료를 받던 환자가 자살한 사건이 있었다. 신문에 의하면 환자가 교정적으로 개선된다는 치과의사의 이야기를 들었음에도 불구하고 인터넷에서 접한 내용만을 믿고 자살하였다는 것이다. 아마도 환자가 이미 심한 우울증이나 양극성 장애(조울증)와 같은 정신적인 장애를 지녔을거라 판단된다. 연예인 자살이 일반인들의 자살을 쉽게 유도하는 사회병리현상의 일환으로까지 진행되는 듯한 상태를 보이고 있다. 또한 환자들이 치과와 분쟁이 생겼을 때 "치과 치료 받고 우울증 생겨서 정신적 피해를 입었으니 보상해요!"란 표현을 자주 사용하는 것을 보면 치과의사가 인식을 하든 못하든, 정신적, 심리적 요인들이 이미 치과의 외래 문턱을 넘어 들어온 지 오래 되었다. 과거엔 인심도 후하고 사람들의 마음도 따스하고 여유도 있어서 웃고 넘어갈 수 있는 일들이 많았다. 하지만 요즘은 사소한 어느것 하나 넘어가는 것은 고사하고 정상적인 것 조차 의심의 눈길로 보는 상황이다. 사회가 너무 다양해지다보니 그 만큼 정신적인 문제가 있는 사람들이 많아졌다. 결국 치과외래도 환자의 정신 상태를 주의 깊게 파악해야 하는 현실이 되었다.

한국전쟁이 끝나고 3-4년 지난 뒤에 유네스코에서 한국에 조사단을 파견한 일이 있었다. 이유인 즉 한국에서만 유독 전쟁 후에 겪는 심한 심리적인 전쟁후유증에 의한 자살이 거의 없어서였다. 그리고 그 최종 보고서에는 시끄러운 남대문시장에서 물건 파는 아주머니의 등에 업혀서 정신없이 행복하게 자는 아이의 모습이 기록으로 남아 있었다고 한다. 즉, 한국인의 정서에는 끈끈한 가족애와 정이 바탕이 되어서 전후 후유증으로 자살하기보다는 살아남은 사람들이 가족을 위하여 더 열심히 산다고 보고되었다고 한다.

흥남 철수 때 마지막 군함을 타고 극적으로 탈출하신 어머니, 미아리고개에서 북한으로 끌려 갔다가 신의주에서 탈출하신 아버지의 마음 속은 자식인 나도 정확히 알 수는 없다. 다만 두 분은 가족이 같이 놀러 갈 때도 아버지는 형과, 나는 어머니와 각각 다른 차를 타고 타고 따로 가서 만나고 돌아올 때도 따로 타고 왔던 기억이 있다. 아버지는 사고로 인해 부모 중 누군가 죽어도 한 사람은 살아남아서 아이들을 길러야 한다는 말씀을 하셨었다. 요즘처럼 아이를 낳은 후 기르기 힘들다고 버리고, 살기 힘들다고 자살하는 이야기와는 전혀 차원이 다른 사고이다. 모진 시련이 오히려 견딜 수 있는 힘의 원천이 되었다고 생각한다. 요즘 젊은 사람들은 시련이 없기에 포기도 쉬운 것이 아닌가 생각해 본다. 집에서는 부모의 권위가 무너져서 더 이상 무서운 사람이 없다. 공교육 또한 무너진지 오래되어 학교에서도 어려운 사람이 없다. 어린 시절에 야단 한번 안 맞고 크는 아이들이 대부분이다. 몇년 전 약속을 자주 어기는 아이 환자에게 몇 마디 했더니 아이가 울고 가고 엄마로부터는 네가 뭔데 우리 아이에게 야단 치냐고 항의 전화가 왔다. 화가 났지만 참 많이 변한 세상에 나도 변하기로 하고 부턴 1년 만에 내원하는 환자에게도 담담히 이야기하고 넘어간다. 누군가가 말에 의사가 환자에게 야단치지 않으면 이미 의사가 아니라고 했던 생각이 난다.

심리학적으로 자살을 유발하는 가장 중요한 심리적요인은 절망감(hopelessness)으로 되어있다. 이는 DSM-IV의 기분장애에 해당되며 우울한 상태가 지속적으로 유지되는 우울증과 조증 상태와 우울 상태가 교대로 순환하는 양극성 장애로 나눈다. 특히 조증 상태에서 우울 상태로 넘어갈 때가 가장 위험한 것으로 되어있다. 우울증 유병율이 여성에서 10~25%, 남성에서 2~12%이고 25~44세 집단에서 높다.[주 18)] 따라서 이젠 치과에 내원 하는 환자와의 대화 속에서 환자의 심리 상태에 대한 체크도 필수적이라 생각한다.

주 18) 참고문헌 4. 이상심리학 : 김은정 역, 학지사. 2007년 (360~407p)

48 "가슴에 불쾌한 접촉을 하셨는데요"

신문 방송에 소아 성추행범 사건으로 난리가 아니다. 몇 년 전 성매매 금지법이 발현되고 퇴폐업소들이 없어질 때 성범죄의 증가를 어느 정도 예견하였지만 생각보다 그 피해가 너무 크지 않나 싶다. 물론 단순히 그 이유만은 아닐 것이고 사회 다변화 과정의 후유증이거나 세상사 모든 일의 앞면과 뒷면일 수 도 있다. 그러나 가장 연약한 어린아이가 범죄의 대상으로 희생되는 것은 자식을 기르는 부모의 입장을 떠나 한 개인의 삶만 놓고 봐도 생각 조차 용납되지 않을 너무나 가슴 아픈 일이다.

이상심리학에서 아동 성범죄는 소아 성애자가 일으키는 범죄보다는 성범죄자가 대상을 물색할 때 접근하기 쉽고 반항하지 못하는 연약한 대상을 선택하는 이유가 많다고 하니 더욱 피해의 규모가 커지지 않을까 걱정된다. 옛 경전에서 본 바 "법이 강해지면 법을 피하려고 강력 범죄가 증가 한다"던 글귀가 마음을 더욱 아리게 한다. 프로이드가 性에대한 이야기 조차 터부시 되던 당시 시대 상황에서 용기를 내에 처음으로 성적인 억압이 심리에 미치는 영향에 대하여 발표한지 150여년이 지난 지금 그의 생각과 마음이 가슴 끝에서 부터 시간을 초월해 몸서리치게 전달되어 온다.

언제부터인가 성추행이란 단어가 들려올 때, 나와는 전혀 상관없는 일이라 생각했었는데 어느 순간 그것은 진료실 안까지 들어와 있었다.

얼마 전 일본에서 모교수가 환자로부터 성추행 사건으로 고소, 고발 당한 일이 발생하였다. 내용은 진료 중에 교수가 환자 자신의 가슴을 만졌다는 것이다. 사건을 추정해보면 치과 치료 과정 중 작은 몇 가지 기구를 에이프론 위에 올려 놓고 치료하는 경우가 있었고 그때 환자가 불쾌하게 느꼈다고 추정할 수 있다. 하지만 간호사도 있고 2~3명의 옵져버도 있는 상황에서 의도적으로 접촉한다는 것은 상식적으로 불가능하다. 그런데도 환자가 절대적으로 피해자라고 주장하여 결국 법정에 까지 가는 상황이 되었다. 아직 진행 중인 관계로 결론은 모르지만 우리나라에서도 충분히 발생할 수 있는 사건이라고 생각한다.

치과 치료는 그 특성상 근접 치료를 할 수 밖에 없고 또한 구강이 작다 보니 발치를 하거나 크라운 플랩을 할 때 본의 아니게 신체 접촉이 발생할 가능성이 높다. 따라서 치과 진료실은 여자 선생님이 아닌 다음에야 꼬리표처럼 성추행이라는 단어가 따라다닐 수 도 있을 것이다.

심리학적으로 보면 일반적인 사람들은 불필요한 접촉이라고 느낄 때도 기분이 나쁘기는 하지만 이해하고 넘어가는 편이다. 즉 여성들이 산부인과 남자의사에게 가끔 경험하는 일이기는 하지만 보통은 의원을 바꾼다. 그러나 그것을 문제시 한다면 그 이유를 몇 가지로 추정할 수는 있다. 첫째로 과거에 성적인 억압이나 트라우마가 있던 사람이라면 그것에 예민하게 반응할 수 있고, 둘째는 치료자에 대한 심리적 이유(하얀 가운의 멋, 치료자의 우월성, 카리스마, 잘 생긴 외모 등등)로 치료자를 연모하거나 애정을 지닌 경우로, 이에 반대되는 행동을 하는 반동 형성(reaction formation)에 의하여 불만을 나타내는 것이다. 셋째는 존재하지 않는 사건을 머릿속에서 만들고 실제라고 믿는 망상으로 정신 분열증의 증상에 해당된다. 이상과 같은 여러 이유로 확인할 수 없는 성추행 주장은 충분히 발생 가능하다. 또한 한번 발생하면 그 특성상 참으로 곤란한 처지에 놓이게 된다.

결국 치료하는 모든 남성 의사들의 주의와 경각심이 요구되는 부분이다. "아무리 강조해도 지나치지 않다"라는 말은 이런 경우를 두고 하는 말 갔다. 부디 남성 치과 의사 선생님들 항상 조심 또 조심하시길 바란다.

49 "엄마한테 물어 보고요"

대학교 1학년쯤 되어 보이는 남학생이다. "무슨 일로 내원했나요?"하고 물으니 "엄마에게 물어보세요"라고 답변한다. 본인이 왜 치과에 왔는지 모르는 것인지, 아니면 아는데 말하기 귀찮아서 엄마에게 물어 보라는 것인지는 모르지만 아무튼 엄마를 불러서 물어본다.

좀 이상하긴 하지만 요즘 외래에서 아주 흔하게 접하는 일중의 하나다. 진료 예약 가능한 시간을 물어보면 대학생이 엄마에게 전화해서 물어본다. 이런 일이 초등학생부터 대학생까지 다양한 연령층에서 나타난다. 그런데 특이한 것은 대다수가 남자라는 것이다. 이 뿐만 아니다. 초등학생 5학년 남자아이와 여자아이가 같은 시간 대에 유치 뽑으러 와서 유니트에 앉아 있는 상황이었다. 우연히도 둘은 같은 반 학생이었다. 그런데 남자아이는 유니트에 앉을 때부터 상당히 예민하고 떨고 긴장하고 시간을 지연시키려고, 이 뺄 때 아프냐는 둥, 이 기계는 무엇이냐는 둥, 마취가 안된 것 아니냐는 등 정말 딱 초등학교 2학년 수준의 모습이었다. 반면 여학생은 원장님 "안 아프게 부탁해요"하고는 너무도 의연한 모습이 중고생 수준 이상이다. 이런 일을 자주 겪다보니 이젠 필자도 남자아이들은 으레 그러려니 하고 아예 초등학교 저학년 취급을 하게 되었다.

왜 이런 일이 벌어지나하고 필자가 곰곰히 관찰해 보았다. 일단 엄마의 말속에서 아들에 대한 표현은 초등학생부터 대학생까지 '우리 애가' 이다. 초등학교 6학년 인데 "우리 애가 너무 어린데 이런 치료받아도 되나요"하고 엄마가 더 걱정에 떤다. 반면 딸일 경우에는 '○○이가' 로 이름을 부르는 경우가 대분분이다.

결국 엄마들의 머릿 속에 아들들은 영원한 아이이고 딸들은 독립된 개체이다. 필자는 요즘 엄마들이 아들은 애완견으로 키우고 딸은 친구로 키운다고 생각한다. 그래서 아들을 강아지 취급하여 일거수 일투족 관리 감독 하에 둔다. 반면 딸은 친구이니 말 대화 상대이고 독립된 개체로서 인정을 받고 자란다. TV 코메디 프로의 남보원(남자 인권 보장 위원회)이 더욱 절실하게 가슴에 다가온다. 심리학에서 아들은 영유아기에 오이디프스 콤프렉스와 거세 콤플렉스가 가장 중요하다. 오이디프스 콤프렉스는 아버지를 이성적 엄마 쟁탈을 위한 적으로 간주하고 엄마에게 이성적 사랑으로 느끼는 것으로, 아빠의 존재에 의한 역할과 엄마의 적절한 역할이 아이의 성격과 인격 형성에 중요한 부분이 된다. 그런데 요즘 현실이 가정에서 아빠는 완전히 사라졌고 엄마만이 절대적으로 존재 한다. 아빠는 평일에는 늦게 들어오고 일찍 나가서 아이의 얼굴을 볼 시간이 없고 주말엔 잠을 자거나 TV만 본다. 더 이상 아빠란 존재는 경쟁자가 아니다. 결국 엄마의 역할이 과도하게 심리적으로 중요한 부분을 차지하고 말아, 심리적인 불균형이 생기며 생존에 대한, 사랑의 쟁취를 위한 본능적인 경쟁심이 사라져 버리게 된다. 따라서 향후 마마보이와 같은 의존성 성향을 띄는 사람이 될 가능성이 높아진다. 거세 콤플렉스는 나보다 강한 자(아빠, 성적 경쟁자)에게 거세 당할거라는 콤플렉스이지만, 실제 현실에서는 아기들이 낮에는 자신하고만 놀아주고 자신이 최고라고 하던 엄마가 밤에는 아빠랑 자고 자신을 다른 방에 재움으로써 느끼게 되는 최초의 배신감이며 이것이 매일 밤마다 당하는 거세인 것이다. 결국 영유아들은 이런 가족 간의 갈등속에서 본인의 심리학적인 갈등에 익숙해지면서 본인만의 고유한 성격을 형성해 간다. 그런데 요즘처럼 아빠들이 가정에서 거세된 상태에서 아이들의 심리적인 안정이 어떻게 이루어질까 걱정이 앞선다. 국가의 미래인 아들과 손자들이 애완견으로 키워지는 것이 걱정이고 나이 들어서도 거세 콤플렉스에서 자유롭지 못한 이 땅의 아빠들이 안타깝다.

50 "도대체 왜 그러시는 걸까요?"

진료후에 전화기가 울려서 누군가 보니, 제자에게 온 전화이다. 아끼는 제자이기에 "무슨 일?"하고 물으니 교정이 다 끝나고 Debonding한 환자인데 전날까지 아무 말이 없었는데 갑자기 맘에 들지 않다고 하며 불명확한 불만을 토로 하는데 왜 그러시는지를 모르겠다는 내용이었다. 이에 환자가 정확히 목적을 알고 있는 경우가 있고 본인도 모르는 경우가 있으니 차분히 이야기를 들어주며 목적을 아는지 모르는지를 파악해 보라는 이야기를 해주었다. 즉 의식의 레벨인지 무의식의 레벨인지를 파악하자는 이야기였다.

심리학에서는 '사람의 행동은 동기 (욕구)와 목표의 가교역할을 하는 것과 같다' 라는 말이 있다. 이는 동기와 목표가 있어야만 사람이 행동을 한다는 이야기이다. 그러나 현실에서 사람이 항상 '동기 → 행동 → 목표' 라는 공식으로 행동하는 것만은 아니다.[주 19)]

예를 들어 '좋아하는 사람이 발견되어 연애를 하고 싶다' 는 동기가 발생했다 하더라도 복잡한 사회 속에서 성취하기 어려운 경우가 있다. 쉬운 예로 상대방에게 사랑하는 연인이 있다면 그 동기(욕구)를 충족하기는 어려움이 많을 것이다.

이와 같이 목표가 장애물에 가로막혀 동기(욕구)를 이루지 못할 때에 마음에서는 반응이 일어난다. 이때 생겨나는 마음의 응어리를 '욕구불만 또는 욕구 좌절 (Frustration)' 이라고 한다. 욕구 불만은 사람으로 하여금 다양한 행동(반응)을 보이게 한다.

심리학책의 한 예를 소개하면, '결혼까지 생각할 정도로 좋아하는 남성을 발견했지만 알고 보니 그에게 부인이 있다는 사실을 알게 되어 크게 쇼크를 받은 여자가 있는 경우' 를 살펴보자.

주 19) 참고문헌 1. 심리학 통이 되는 책 : 신영백 옮김, 한국산업훈련연구소. 2002년 (58~60p)

대체적으로 욕구불만에 사로잡히면 복잡한 행동패턴이 나타나는데, 특히 그 가운데는 '우회 반응' 이라는 현상이 있다. 즉, 자신의 욕구 불만을 어떤 식으로든지 채워 보려는 시도를 말한다. 그런 경우는 설사 상대방에게 부인이 있다 하더라도 최소한 그의 애인만으로 라도 남고 싶어 하는 것이다. 반면 보다 극단적인 행위로는 목표를 달성하기 위하여 장해물을 제거하려는 '공격 행동' 을 취하는 경우도 있다. 이런 경우에는 부인을 골려주거나 최악의 경우에는 부인을 살해할 수도 있다. 그런데 마음이 약한 사람이라면 '퇴각적 반응' 을 취하게 된다. 이는 자신의 욕구를 축소시켜 아예 체념하는 것이다.

또한 '대상적 반응' 을 하는 경우도 있는데, 예를 들면 얼굴이 비슷한 다른 남성을 선택하여 욕구불만을 해소시키는 것이다. 이밖에도 '자아 방어 반응' 이 있다. 이것은 자신의 욕구를 달성시키기보다는 욕구 불만의 상태를 완화시키려는 반응이다. 그 중에서 대표적인 것이 '합리화' 이다. 예를 들어 '그 남자와 결혼을 한다하여도 행복하지 못할 것 같아서...' 라는 가정하에 자신의 행동을 정당화하려는 것이다. 이와 같이 인간 행동의 내면에는 의식과 무의식속에서의 원인이 존재한다.[주 20] 만약 원인에 조금이라도 근접하면 해결이 쉬워질 것이고 정확하게 맞으면 감동을 줄 것이다. 따라서 차분히 들어주며 목적을 찾는 것이 가장 핵심적인 일이다. 한 달 쯤 지나서 제자로부터 전화를 받았다. 환자와 한 달 간의 대화를 통하여 얻은 결과는 유지 장치 비용을 깎아달라는 것이었으며 이에 한 달 간의 마음 고생이 너무 허탈하였다는 내용이었다. 그나마 다행이라고 위로해 주고 그 해프닝은 일단락되었다. 환자가 확실한 목표가 있었기에 다행한 일인 것이다. 만약 환자의 요구가 확실한 목표를 모르는 무의식속의 표출이었다면 너무 어려운 문제로 치과의사가 감당하기에는 어려울 것이었다. 인간의 신체가 자기 방어 기전(Host defense mechanism)이 있어 생명을 보존하듯 마음도 역시 마찬가지이다. 우리 의료인의 삶이 건강해지려면 우리 스스로도 욕구 불만을 적절히 해소하는 방법을 찾는 것이 중요하리다.

주 20) 참고문헌 1. 심리학 통이 되는 책 : 신영백 옮김, 한국산업훈련연구소. 2002년 (66~68p)

51 "왠지 그냥 싫어서...."

처음 상담을 하는 신환인데 아무런 이유가 없음에도 불구하고 그냥 치료하고 싶지 않은 경우가 있다. 그래서 이런 저런 핑계를 대고 피해가기도 한다. 그러나 어떤 이유로 인해서든 필자가 치료하기 싫음에도 불구하고 어쩔 수 없이 치료를 하게 되고 나중에 좋지 않은 결과로 후회하는 경우가 가끔 있다. 아마도 오래 임상을 하신 선생님들은 비슷한 경험이 있을 것이다. 이것은 "어쩐지 저 사람은 그냥 싫어!"란 감정과 비슷할 것이다. 예를 들어 처음 맞선본 남자가 식사 후에 치아 사이에 고춧가루가 낀 것이 싫어서 헤어졌는데 두 번째 선본 남자는 고춧가루가 낀 것이 귀여워서 결혼했다는 어느 여자의 이야기처럼 인간에게는 이성적으로는 이해가 되지 않고 통제되지 않는 본능적인 감정이 있다. 이 같은 감정은 인간이란 동물이 살아가는데 없어서는 안 될 절대적으로 필요한 수단이라는 견해가 있다. 즉 자신의 생존을 위협하는 적을 직감적으로 판단하기 위하여 이런 감정이 발달했다는 것이다. 일부 심리학자들은 인간의 감정이 공포에서 부터 발달하게 됐을 가능성이 크다고 말한다. 그리고 이런 공포의 감정이 분화되어서 슬픔이나 분노, 기쁨 등의 좀 더 섬세한 감정으로 발전되었을 거라고 주장을 한다. 즉 생리적으로 거부반응을 나타내는 것은 자신이 싫어하는 사람과 함께 있으면 불쾌한 기분이 될 우려가 있어서 가급적 그 자리를 피하려는 동물적인 직감이라는 것이다. 그래서 감정이 이성보다 강하고, 빨리 전달되도록 되어 있다고 한다. 목숨이 위험한 순간에 생각하고 행동에 옮기다가는 자칫 목숨을 잃을 수도 있기 때문이다. 반사적으로 뒤로 물러나는 것이 좀 더 효율성이 있다. 자신을 위험으로부터 보호하기 위해 감정이 민감하게 작용하는 것이다.[주 21] 따라서 이유 없이 치료하고 싶지 않은 경우에는 자신의 감정에 충실하는 것도 나쁘지 않을 것 같다. 이런 경우와 조금은 다르지만 'VIP신드롬' 이란 말이 있다. 물론 경험해 보신 선생님

주 21) 참고문헌 1. 심리학 통이 되는 책 : 신영백 옮김, 한국산업훈련연구소. 2002년 (74~77p)

들도 많으실 것이다. 병원에서 VIP라면 가령 종합병원에 근무한다면 높으신 분들이 해당될 수도 있고 아니면 친한 친구나 친인척이거나 아니면 까탈스러운 환자라서 등등 어떤 연유에서든지 술자가 정성을 다하여 잘 치료해주어야 하는 사람들일 게다. 그런데 그런 사람일수록 더 치료가 꼬이고 경과도 좋지 않고 불편한 일들이 많이 발생된다. 이것도 '머피의 법칙' 과 유사하다고 할 수 있다. 머피의 법칙은 미국 공군의 엔지니어로 있었던 에드워드 머피가 조종사들의 중력 훈련 중에 하면 안되는 일들을 가르쳐주어도 꼭 그것을 하는 사람들이 있는 것을 보고 시작된 말이다. 심리학적 용어를 인용하면 사실 시간적으로 단순히 앞선 사건이 나중에 일어나는 사건의 원인이라고 착각하는 인지적 오류를 말한다. 사람들이 모든 현상의 원인을 찾으려 하는 마음이 있기 때문에 나타나는 심리적 현상으로 본다. 또 논리학에서는 이런 현상을 '거짓 원인의 오류' 라고도 한다. 그리고 심층 심리학적으로는 무의식 속에서 일어나는 반동 현상일 수도 있다. 반면 머피의 법칙이 다소 부정적이고, 구세대적이라면 '샐리의 법칙' 은 긍정적이고, 신세대적이라 할 수 있다. 샐리의 법칙이란 머피의 법칙과 반대로 우연히 자신에게 유리한 일만 거듭해서 일어난다는 것이다. 여기서 샐리는 1989년에 제작된 라이너(Rob Reiner) 감독의 미국영화 〈해리가 샐리를 만났을 때 When Harry Met Sally〉에서 계속 좋지 않은 일만 일어나다가 결국은 해피엔딩으로 이끌어 가는 여주인공이다. 예를 들어 택시가 바로 앞에 선다거나 어제 술 먹고 핸드폰을 분실했는데, 예쁜 아가씨가 주워서 연락해준다거나 등등의 일들을 말한다. 이제 필자도 개원한지 10여년이 지나니 요즘은 대부분 아시는 분들의 소개 환자들이 많아졌다. VIP신드롬에서 자유로와지려 하다보면 더욱 얽길 수 있기에 생각을 놓는다. 누군가의 책속에서 보았던 '상대가 섭섭하지 않게 느끼지 않도록 정중하게 거절할 줄 아는 사람' 이란 글귀가 새롭게 느껴진다.

52 "한명의 환자와 한통의 우편물"

일 년 만에 정기 검진 온 환자의 구강을 검사하는데 스케링을 받은 지 몇시간이 지나지 않은듯하여 환자에게 물어보았다. "언제 스케링하셨나요" 환자는 "조금 전에 다른 치과에서 스케링하고 왔습니다."하고 이야기하여 필자는 "오늘 우리치과에 정기 검진 오실텐데 먼저 스케링하시고 오신 이유는 있나요?"하고 묻자 환자의 대답에 필자는 참으로 놀랐다. 환자분은 "인터넷으로 검색해서 제일 싼 곳을 골라서 하고 왔습니다."하고 담담하게 답하였다. 그런데 더 궁금해져서 "네. 그래서 얼마에 하고 오셨나요?"하고 묻자 "2만원이요"하고 답하였다. 이 대화를 통하여 필자는 참으로 놀라운 몇가지 사실들을 발견할 수 있었다. 그 환자의 생각속에는 이미 진료에 개별적 차별성은 없고 공산품처럼 비용의 차이가 있다고 생각한다는 것이다. 그리고 두번째는 자동차용품을 싼 곳에서 구매하듯이 치료를 분리해서 구매 진료를 하여도 그동안 유지 했던 어떤 인간적인 미안함 같은 것이 없다는 것이다. 아니 내심으로는 우리 치과가 인터넷 최저가 치과보다 비싸다는 것에 대한 분노와 반발감으로 더 당당하게 이야기 했을 것이다. 인터넷에 가격비교 사이트가 나오고 치과들의 치료 수가가 비교되고 있다고 들어서 알지만 그것을 이젠 환자들이 검색해서 이용하는 것을 보고는 충격이 아닐 수 없었다. 더불어 치과의사들이 환자들보다 한심하다는 생각이 들었다. 스케링 비용을 2만원에 인터넷 공고하고 시행한 원장은 아마도 그것을 미끼로 하여 다른 치료를 하려는 시도였을 것이다. 하지만 이미 인터넷을 이용하는 세대는 물론 전부는 아니겠지만 다른 치료를 거부할 수 있을 만큼 당당하고 엮일 만큼 더 이상 순진하지 않다는 것이다. 물론 지금은 그렇게 엮이는 환자들이 더러는 있을 것이나 시간이 지날수록 적어지고 환자는 저 수가를 위한 부품적으로 나누어 치료받기가 성행하게 될 것이다. 비록 저수가 경쟁이 생존을 위한 유일한 방법처럼 보일 것이나 그로인하여 치과 경영은 점점 더 어려워질 것이다. 그리고 그것은 바로 진료의 질을 떨어뜨리게 되고 얼마의 시간이 지나면 결국 환자들도 불만이 발생하며 자성하게 될 것이고 다시 적절한 수가를 받는 치과로 돌아올 것이다. 물론 세상의 모든 일이 그러하듯이 얼마간의 시간이 필요할 것이다. 성경에도 말씀하시듯 집나간 탕아가 돌아오는 데는 시간이 걸릴 것이다.

더불어 점심 식사 후에 배달되어온 우편물을 보다가 요즘 치과계에 말 많은 모 치과네트워크에서 필자에게 보내온 우편물을 보고 의아해 하였다. 필자와 그들과는 아무 연관도 없고 연배도 안 맞으니 필자에게 우편물을 보낼 이유가 없었기 때문이다. 호기심으로 우편물을 뜯어보고는 참으로 놀랐다. 내용인 즉 한마디로 정리하자면 '당신의 치과가 망하고 있으면 해결해드릴 것이니 연락을 달라!' 는 내용이었다. 수취인이 원장님으로 된 것을 보아 아마도 모든 치과에 다 보냈을 것으로 추정된다. 그들은 먼저 의료인의 길을 걸어가신 선배님들에 대한 최소한의 예의도 없었다. 자기들이 살고 있듯이 모두 그렇게 산다고 생각하여 진정한 의료인으로 살았고 살고 계신 분들도 있다는 사실을 모르는가 보다. 하지만 우리나라가 그렇게 못사는 나라에서 지금의 풍요가 오기까지는 보이지 않는 곳에서 자신의 업에 충실한 사람들이 진실로 많았기 때문이다. 보이지는 않지만 희생하여 오신 그분들에 대한 최소한의 존경심을 지녀야 한다고 생각한다. 물론 모두가 같지 않은 시대라는 것도 안다. 하지만 오늘은 환자들의 변해가고 있는 생각과 격이 떨어진 의료인들의 생각을 본 것 같아 마음이 아프다. 차라리 치과네트워크란 이름을 빼고 그냥 'ㅇㅇ컨설팅회사 '라고 했으면 좋았을 것을 하는 일말의 아쉬움이 남는다. 한 마리의 제비가 여름을 가져오지는 않지만 머지않아 여름이 올 것을 가르쳐는 준다. 하지만 아무리 더운 여름도 시간이 지나면 가을이 온다. 지금은 화려해 보일 수 있으나 내일은 초라해 보일 수 있다. 그것이 자연의 이치이다.

참고문헌_

1. 심리학 통이 되는 책 : 신영백 옮김, 한국산업훈련연구소. 2002년
2. 재미있는 심리학 입문 : 전파과학사. 1997년.
3. 심리학 이야기 : 류한평 감수, 갑진출판사. 2008년
4. 이상심리학 : 김은정 역, 학지사. 2007년
5. 재미있는 심리학이야기 : 황국산 역, 태을출판사. 2000년
6. 현대이상심리학 : 권석만 저, 학지사. 2008년
7. 심리상식사전 : 이현경 역, 웅진지식하우스. 2009년
8. 원형과 신화 : 이유정 저, 분석심리학연구소. 2008년
9. 현대사회 심리학 : 이광자 저, 아세아문화사. 2002년
10. 성격심리학 : 김교현 역, 학지사. 2008년

진료실에서 바라본 의사 · 환자 · 심리이야기

인 쇄	2011년 6월 15일
발 행	2011년 6월 20일
저 자	최 용 현
발행인	안 영 택
편 집	한 혜 숙
발행처	**명 문 출 판 사**
등 록	제6-0212호

서울특별시 동대문구 장안동 121-18호
TEL : 02)2248-7586 FAX : 02)2248-0598
http://www.teethbook.co.kr

ISBN 978-89-87037-91-2 **정가 : 10,000원**